孩子
吃得下、睡得香、
不生病一本通

谢文英⊙编著

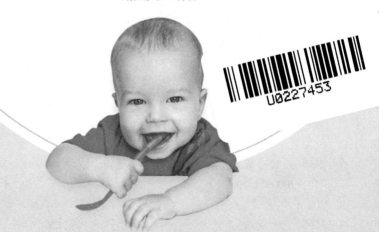

科学技术文献出版社
SCIENTIFIC AND TECHNICAL DOCUMENTATION PRESS

·北京·

图书在版编目（CIP）数据

孩子吃得下、睡得香、不生病一本通/谢文英编著. —北京：科学技术文献出版社，2015.11

ISBN 978-7-5189-0498-3

Ⅰ.①孩…　Ⅱ.①谢…　Ⅲ.①儿童—保健—基本知识　Ⅳ.①R179

中国版本图书馆 CIP 数据核字（2015）第 166038 号

孩子吃得下、睡得香、不生病一本通

| 策划编辑：孙江莉 | 责任编辑：宋红梅 | 责任校对：张吲哚 | 责任出版：张志平 |

出 版 者　科学技术文献出版社
地　　址　北京市复兴路 15 号　邮编　100038
编 务 部　（010）58882938，58882087（传真）
发 行 部　（010）58882868，58882874（传真）
邮 购 部　（010）58882873
官方网址　www.stdp.com.cn
发 行 者　科学技术文献出版社发行　全国各地新华书店经销
印 刷 者　北京建泰印刷有限公司
版　　次　2015 年 11 月第 1 版　2015 年 11 月第 1 次印刷
开　　本　710×1000　1/16
字　　数　202 千
印　　张　16.5
书　　号　ISBN 978-7-5189-0498-3
定　　价　28.00 元

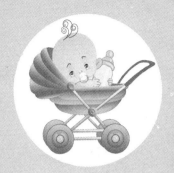

前　言

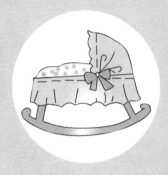

　　很多家长反映，现在的孩子越来越不好带了，因为孩子越来越容易生病，生病之后吃不下、睡不着，日渐消瘦，严重影响到孩子正常的生长发育，在这种情况下，家长怎能不着急？

　　孩子生病了怎么办？90%以上的家长可能会说："还能怎么办？送到医院打针、输液呗！"确实，自己不是医生，又不知道怎么去处理，只能这么做了。把孩子送到医院打针、输液，孩子不仅要承受治疗过程中的疼痛，还要承受药物带来的副作用，比如细菌的耐药性，这就是为什么现在的孩子即使患的是感冒发烧这样的小病也很难治愈了。

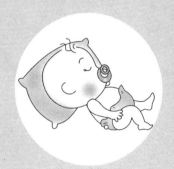

　　近几年，医生和患者及患者家属的冲突越来越大，由言语暴力到肢体冲突，再到恶性伤人……似乎如今的患者及其家属已经不能和医生好好地沟通了，病人也越来越怀疑医生的判断。很多医生为了图省事，对患者采取头痛医头、脚痛医脚的方法，不敢也不愿意从根源上找问题，致使很多小病最终发展成慢性病，再想治愈难上加难。

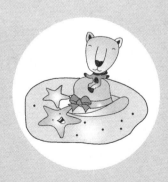

　　对于孩子来说，慢性疾病就更不容易根治了。如果医生遇到"通情达理"的父母还好，如

果遇上了因为焦急而"昏头莽撞"的父母,他们会因为孩子的病情迟迟没有好转而和医生发生冲突,或者立即换医院,导致孩子无缘无故多用了很多药,病情却仍旧没被控制住。

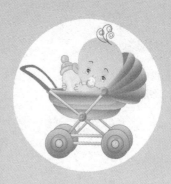

所以在此提醒家长们注意一点,孩子生病了,不管你多着急,都要耐心地看待孩子的病况,及时将孩子的病情告诉医生,配合医生的治疗。

中医提倡"治未病",《黄帝内经》上提到:"上工治未病,不治已病,此之谓也。"在患病之前加以干预,通常能达到事半功倍的目的。

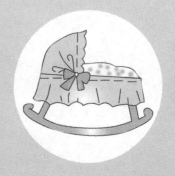

所以,在孩子身体健康的时候,家长应当懂得通过适当的方法为孩子保健身体,提升孩子的抗病能力,这样疾病来临时就不容易找上您的孩子;在疾病尚未发展、初露头角的时候,应当通过简单而有效的方法将其扼杀在萌芽期,避免疾病的发展、恶化,降低疾病对孩子产生的伤害。

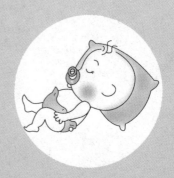

本书为家长们介绍一些简单实用的育儿知识,引导家长更好地照顾孩子的健康。书中从小儿疾病防护、脾胃调养、中药外治、按摩调养等多个方面进行讲解,并一一列举出来,内容通俗易懂、简单实用,是一本保护孩子健康的必备枕边书。

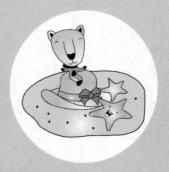

编 者

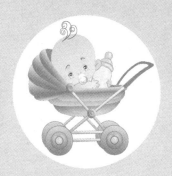

目　录

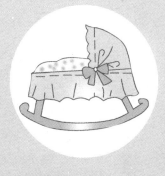

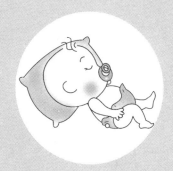

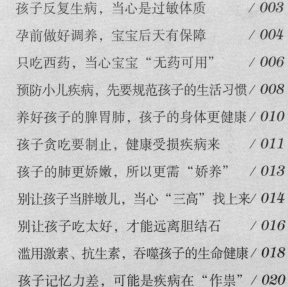

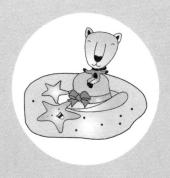

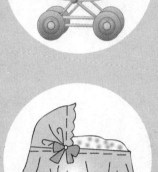

防患未然：

认识孩子发病前的那些预警信号

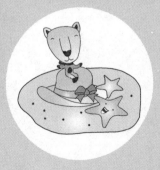

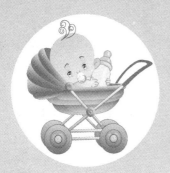

脾胃调养：

简单小方法，让孩子吃嘛嘛香

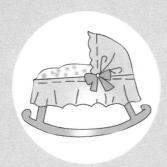

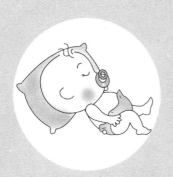
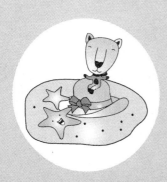
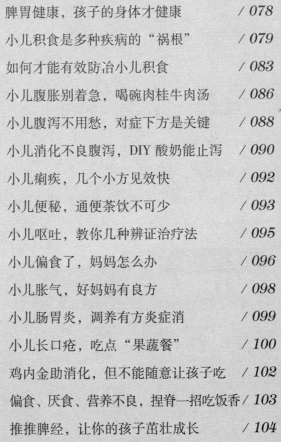

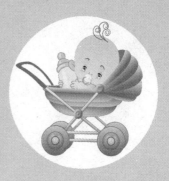

肺脏调养：

护肺良方，无病小儿安眠好食

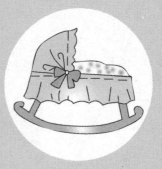

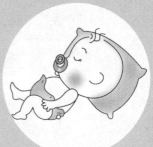

中药外治：

良方外用，无害高效缓解病痛

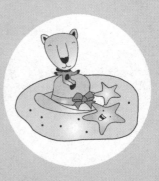

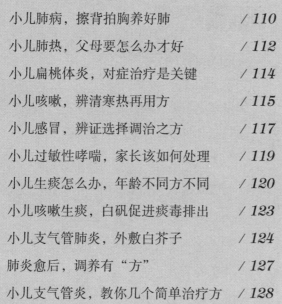

孩子吃得下、睡得香、不生病一本通

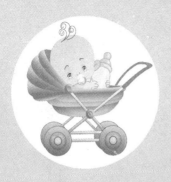

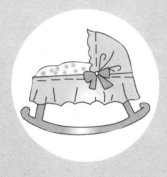

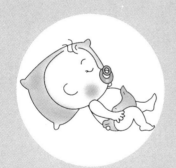

按摩调养：

揉揉按按，不生病的传统良方

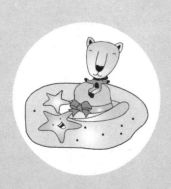

目录

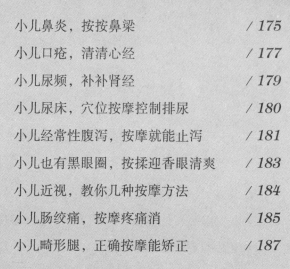

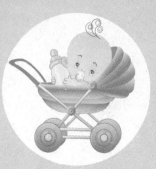

心理疗法：

心理疏导，精神好才是真的好

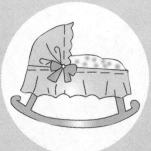

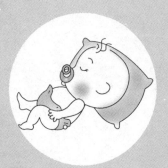

常见病症：

好妈妈懂得如何对孩子辨证施治

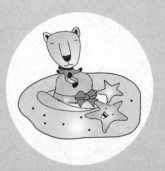

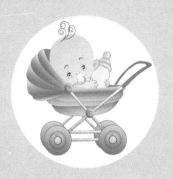

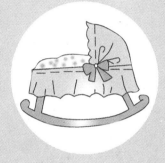
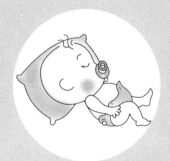
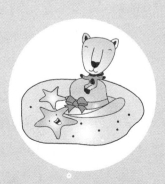

目

录

育儿知识：

了解和孩子健康相关的那些事儿

如今，独生子女的家庭居多，家长们几乎将全部的感情都倾注在孩子身上，希望孩子健康、活泼、可爱，每天都能开开心心、快快乐乐的，可很多时候事与愿违。由于孩子的年龄小，对外界病邪的抵抗能力比较差，所以很容易生病，在这种情况下，了解必要的育儿常识成了迫在眉睫的事……

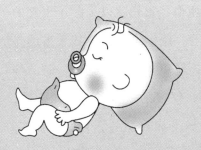
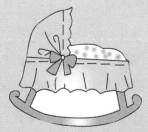
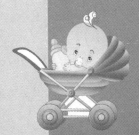

小儿难养,镇静的家长是良医

中国有句话"小儿难养"。的确,孩子小的时候自身抵抗力差,很容易受外邪侵袭而生病,孩子生病之后,多数家长会担心、着急,实际上,此时家长最需要的就是镇静,而不是慌乱、不知道如何处理,甚至错误处理孩子的病情。

很多家长存在这样的问题:孩子生病之后赶紧带着孩子去看医生,刚吃两顿药,没有效果,换医生重新看……孩子明明患的不是什么大病,却看了好几个医生才看好,难道是因为一开始给孩子看错了医生?还是医生误诊了?可是几个医生的诊断结果明明相同啊。其实很多时候,药效并不像我们想象中的那么迅速,孩子的病情要先被控制住,之后才是治疗、治愈。

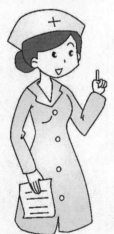

有的孩子患的是慢性病,但是却表现出了急性病的病征,家长就以为是医生误诊了,甚至认为医院想要坑自己的钱。比如,有的孩子患上了慢性鼻炎,但是孩子表现出的流涕症状和感冒相似,家长就以为孩子出现的只是普通感冒,到医院一看,医生说自己的孩子患的是慢性鼻炎,自己不肯相信,还想要和医生理论一番,部分医生可能为了避免麻烦,仅仅治疗孩子的流涕症状,但是过不了多久,孩子的鼻炎症状还是会复发,所以,很多时候,孩子的病情恶化和家长有很大的关系。

医生都喜欢和理智的家长打交道,因为理智的家长在面对孩子的病情时不会慌张,他们会认真地了解孩子的病情,同时记录下孩子的病征,以供医生诊断和参考，积极配合医生治疗疾病。等到孩子的病情好转之后，他们会综合孩子发病的诱因，并遵从医生的嘱咐积极预防。正是因为理智，让这些家长少走了很多弯路，而那些过度焦虑的家长自己不能帮孩子治病，也不相信医生，不配合医生治疗，最终延误了孩子的病情，使得孩子吃不好，睡不实，身体弱。

在孩子治病的过程中，家长应当多和孩子沟通，了解孩子的情况，及时反映给医生，作为医生诊断疾病的证据，这对于孩子病情的控制、好转来说有着重要意义。

孩子反复生病，当心是过敏体质

有的孩子经常生病，而且每次生病的时间都比较长。感冒发烧是小儿常见病，正常体质的孩子每年感冒发烧的次数通常不会超过 5 次，孩子频繁感冒发烧，除了先天发育缺陷外，再有就是过敏体质引发的。过敏体质的孩子鼻子非常敏感，在受过敏原刺激的时候，鼻腔中会流出鼻涕，鼻涕为细菌、病毒生长繁殖的"培养基"，当细菌、病毒在孩子身体中的量达到一定数目之后，孩子就会生病。

过敏体质和过敏症状是有区别的，存在过敏症状的孩子不一定是过敏体质，过敏体质的孩子不一定有长期过敏症状。

过敏体质和遗传有关，通常来说，父母一方或双方是过敏体质，孩子很可能也为过敏体质，父母的过敏体质越明显，孩子显现出过敏症状的时间越早。此外，过敏体质和环境也有一定的关系，当环境中的致敏因素越多时，孩子表现出的过敏症状就会越明显，过敏发生的时间越早。

常见的过敏原包括：吸入性过敏原、食入性过敏原两种。其中，吸入性过敏原包括：尘埃、尘螨、真菌、动物皮毛、羽毛、棉絮等，多引起过敏症状常年发作；植物花粉引起的过敏症状多是季节性发作。食物性过敏原包括各种蛋白、坚果、多汁水果。

环境里面的过敏原含量越少就越不容易引起过敏症状，但过敏很可能和环境恶化有关。有的父母对孩子出现的不适症过于敏感，孩子稍微出现点过敏症状，父母就担惊受怕，认为自己的孩子属于过敏体质，终日担忧；有的孩子出现的明明是过敏体质引起的损伤性表现，可家长却由于缺乏这方面的认识而盲目带着孩子到各大医院就诊，花了很多冤枉钱不说，孩子的身体状况还越来越差。

有这样一个患儿，出生没几天就开始频繁打嗝、吐奶、腹泻，出生1个月之后，患儿经常流泪，父母带着孩子四处求医，却始终没查出个所以然来；3个月之后，孩子夜间睡眠不安，翻来覆去睡不着，而且爱出汗；2岁之后，经常反复感冒，平均不到1个月感冒1次，而且经常发热，一直以来都按照普通感冒来治；3岁之后，孩子的感冒更加频繁，还患上了喘息性支气管炎。后来确定孩子的反复感冒是过敏体质引起的反复感染，而并非普通的感冒，之后医生给孩子开了个调理体质的方子，连续调养一段时间之后，患儿终于摆脱了反复感冒。

过敏体质是不能被改变的，但是如果父母们能在断定孩子出现的是过敏体质之后及时配合医生开出的调理方案，有针对性地对孩子进行护理，那么孩子一样可以健康成长。

孕前做好调养，宝宝后天有保障

在准备怀孕的时候就做好生理机能的调养，不仅可以增加受孕机会，还能让孩子赢在出生时。

想要生出健康的宝宝，起决定性作用的是以下两方面：怀孕率、胚胎健康率。不管针对的是哪个因素，年龄都是最重要的。35 岁以上的女性自然怀孕、人工授精受孕的概率都会大大降低。随着年龄的增长和卵子的老化，怀孕的概率降低，胚胎的品质也会下降，增加了流产的可能性。因此，职业女性如果有怀孕生子的想法，最好在 35 岁以前孕育，不能因为工作忙碌错过了最佳的生育时期。

如果已经做好了怀孕生子的打算，应当改掉不良的生活习惯：经常熬夜、久坐或久站，吃刺激性食物、抽烟、喝酒、缺乏运动、穿过紧的衣服等，都会降低怀孕的概率。因此，备孕的女性一定要有规律的生活作息，最好在晚上 11：00 之前就寝，把生理机能调到最佳状态；平时尽量少穿牛仔裤、紧身衣物；工作岗位需要长时间站立或坐着，最好每 2 个小时走动一下，或者做做柔软的体操，进而提升身体，特别是骨盆腔的血液循环，以维持生殖系统机能。

孕育胎儿的过程中最重要的就是气血，气血平和为身体中新陈代谢正常的基础。有的人喜欢喝酒，而酒兴湿热，喝过酒之后行房事，精子也会带着湿热，此即为："精多湿热，则他日痘疹、惊风、脾败之患。"这就是为什么有的孩子出生之后皮肤不仅不光滑，而且经常出疹子、患皮肤病，易惊风、抽搐。因此，备孕之前必须戒酒。

准备怀孕的时候不能胡乱服药，特别是西药，可以采取最简单而无害的食疗之法清除身体中的火。有的人容易上火，不用服用清火药，每天饭后 2 个小时吃些水果，水果的寒性药性即可充分

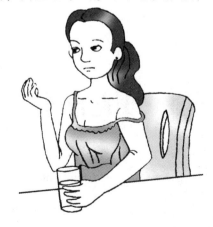

发挥出来，连续吃上半个月，体内的火就能被清除，气血逐渐调和。

现代女性由于工作忙碌，经常在餐馆、饭店就餐，而在外吃饭最显著的特点就是高油、高盐、高糖，进而导致人体摄入的脂肪量增加，维生素减少，排毒系统的功能减弱等，导致身体机能不协调，身体中激素的分泌量增加，诱发性腺激素分泌失调，时间久了，会导致排卵失调。因此，建议女性朋友们平时重视营养物质的均衡摄取，同时补充一些必需的营养素。平时尽量少吃腌渍食物，如咸菜、榨菜等，以免增加肾脏负担。少吃高盐、高油、辛辣之品，高血糖的女性孕前应少吃含糖量较高的食物，防止发展成糖尿病患者。

现代女性每天的工作非常忙碌、紧张，再加上来自于家庭的压力，不但容易导致神经衰弱、身体机能降低，还会影响到性欲、性腺激素之分泌，甚至会导致毛细血管循环下降，诱发不孕。如果在体检的过程中发现身体和生殖器官无异常，备孕的女性可以出去旅旅游，进而释放自己的紧张和压力。

最后提醒女性朋友们注意一点，准备怀孕前先到医院做一些必要的体检：输卵管是否畅通、是否存在炎症；子宫颈是否有炎症，决定着精子是否能顺利穿过宫颈；子宫内膜是否足够厚，足够厚才可以让受精卵顺利着床。

 # 只吃西药，当心宝宝"无药可用"

孩子一生病，家长就会给孩子吃西药、看西医、打点滴，因为"西药见效快"，也正是因为这种错误观念，使得人们在用抗生素的时候无所顾忌，久而久之，细菌产生耐药性，甚至对所有抗生素都有抗药性。导致

"超级细菌"被频频报道出来。

通过药物偏性改变孩子失衡的身体环境是中医的一大特色，比如，对于那些三天两头感冒发烧的孩子来说，一定是身体中的某些部位比较弱，此时不应服用西药掩盖症状，而是通过中医中药将弱变正常、变强，让它回到原来平衡健康的状态下。再比如小儿胃炎，也不是直接用消炎药那么简单，因为消炎药一停，炎症就可能会反复发作，而应当找出病根，了解胃炎发生的根本原因，祛除病根之后，胃炎自然不会反复发作了。

如果只是一味地用抗生素去杀死细菌，而不是从根本上对症处理，反复使用一些抗生素，只会伤害孩子的身体，培养出一批批的"超级细菌"，到最后用什么药都没有了效果。

每个人都是不同的个体，疾病在身体上所表现出的症状也是不同的，中医用药、治病的过程中讲究的就是因人而异，根据不同人的不同体质选择不同的药物。

对于孩子来说，中医并没有固定的用药量，但是即使是同一种药不同剂量其作用也是不同的。比如麦芽，小剂量是催奶之品，大剂量却成了回奶之品；再比如红花，有养血之功，但是大剂量使用却会活血，流血不止，造成危险。

中药的炮制方式或所选药材的部位不同，其功效也会有很大的差异，比如，莲藕本身有很多小孔，有疏通血络之功；藕节有止血之功；生莲藕能活血化瘀，熟莲藕能健脾胃，莲藕粉有益气安神入眠之功。中药的服用时间也有自己的道理，比如，补气药不宜睡前服用，防止精神过于亢奋。

中药共分成丸剂、散剂、汤剂、粉剂等几种类型。汤剂可以快速遍及全身，见效迅速；散剂的药效比汤药慢；丸剂的药效缓慢，需要长期服用，多用于日常保养或大病后的调理。家长可以根据孩子病情的轻重给孩子选择不同的中药剂型。

有的时候，西医在面对某些病症的时候提出"开刀"，而中医却提倡采用针灸、按摩、汤药等方法治疗，开刀对于孩子来说伤害比较大，而中医治法虽然见效相对缓慢，但却避免了孩子身体机能的被破坏。

预防小儿疾病，先要规范孩子的生活习惯

预防小儿疾病，就是在疾病发生之前对孩子的身体进行调养，增强孩子自身的抗病能力，将外邪抵御在外，大大降低疾病发生的概率。然而，想要预防小儿常见病的发生，一定要先规范孩子的生活习惯。

◈ 良好的饮食习惯

脾属土，为后天之本，想要调理好脾胃，起决定性作用的就是食物，孩子所吃的食物决定了其胃肠道的好坏菌的多少。良好的饮食习惯能提升人体之正气，人体的正气充足，外邪则不容易入侵体内。反之，孩子就容易感冒、腹泻、过敏。

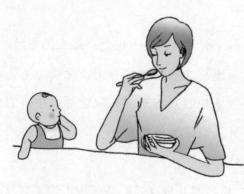

正确的饮食习惯：进食的时间不能过长，不能让孩子一边玩一边吃东西，防止影响到食物的正常吸收；饭前不要让孩子吃零食，尤其是糖果、巧克力等甜食，防止影响到孩子的食欲；培养孩子对食物的兴趣、好感，提升孩

子的食欲；家长不要当着孩子的面说某些食物不好吃，防止孩子从心理上对这种食物产生厌恶，变得挑别；让孩子吃饭的时候保持安静的进餐环境，尽量避免说话、嬉戏打闹，防止食物呛到气管中。

吃饭的时候，如果孩子狼吞虎咽，家长应当予以制止，培养孩子细嚼慢咽的好习惯。细嚼慢咽的过程中，唾液能充分分泌，与食物充分接触，有利于食物的消化和吸收，有益于孩子的脾胃健康。脾胃健康了，孩子的身体健康自然有保障。

晚餐要适当让孩子少吃点，因为睡眠的过程中肠胃的工作效率较低，晚上进食过多会加重胃肠负担。很多家长由着孩子的性子，孩子晚上睡醒想吃东西家长也给孩子准备，孩子吃过之后继续睡觉，岂不知这样做不仅不是在爱孩子，反而会威胁孩子的身体健康，导致孩子出现胃肠不适、龋齿、口内异味等。

◈ 良好的睡眠习惯

尽量让孩子在晚上 11：00 以前睡觉，因为在晚上 11：00 ~ 1：00 胆经当值，肝经在凌晨 1：00 ~ 3：00 当值，肝胆在五行之中属木，木主生长、发育。所以，想让孩子长得又高又壮，一定要让孩子在上述时间段保持睡眠的状态。肝并非仅仅指肝脏，肝经除了经过肝胆外，还从脚走到头，并且还经过子宫等生殖系统，经乳房一直到头，和督脉汇集在颠顶，主管很广泛。西医研究发现，晚上 11：00 ~ 1：00，小孩体内会分泌较多的生长激素，对于孩子的生长发育来说至关重要。

◈ 良好的卫生习惯

家长应当培养孩子勤洗澡、勤换内衣的好习惯，如果不能做到每天洗澡，也应当每天洗脚、洗脸、洗屁股，经常洗头发。从 2 岁开始就要让孩子学会自己洗手。规范孩子的卫生习惯能够大大降低孩子感染外界病菌的机会，降低孩子的患病概率。

养好孩子的脾胃肺,孩子的身体更健康

如今的家庭中,独生子女的居多,不管是男孩还是女孩,都是父母的掌上明珠,孩子生了病,最着急的是父母。从妈妈怀孕的那天开始,孩子就已经被父母和爷爷奶奶、姥姥姥爷的爱包围了。

独生子女的家庭居多,但是有育儿经历的家长就寥寥无几了,懂得育儿常识的人也就不多。孩子年龄小,自身抵抗力差,很容易生病,想要让孩子不生病似乎是不可能的,但是我们可以尽量减少孩子的患病次数,让孩子少吃药,少打针。

孩子生病了,通常只有两种情况,要么吃坏了,要么冻坏了。什么是吃坏了,就是吃多了、吃的不消化了、吃坏东西了;冻坏了,就是感冒了、发烧了、着凉了。

通常来说,只要不是先天疾病或者后天的重大疾病,孩子的心、肝、肾是不会有问题的。最容易出问题的就是孩子的脾胃和肺。从中医的角度上说,"脾胃为后天之本",很多健康问题都和脾胃有关。《幼科发挥》之中有这样的叙述:"小儿脾常不足,尤当调理,调理之法,不专在医,唯调乳母,节饮食,慎医药,使脾胃无伤,则根本固矣。"而且得出这样的结论:"调理胃者,医中之王道"。由此我们不难推断,养好孩子的脾胃对于孩子的身体健康来说至关重要。

小儿的五脏六腑尚未发育完全,家长不能用自己的生活方式来养育孩子,平时注意孩子胃肠功能的保养,不能让孩子吃得太多,或者过食寒凉之品。若孩子在3岁以前能够养护好自己胃肠,即可减少病痛的发生。

再来说肺,肺本为娇脏,难调而易伤。一旦外界的环境变寒或变热,肺就会先受伤害。小儿肺气不足的表现为汗多，白天出汗是自汗，晚上出汗是盗汗；由于阴虚而致则晚上出汗。中医认为"形寒饮冷则伤肺"，行寒，即受外界之寒凉，如空调、淋雨、开窗等，家长千万不要让孩子长时间对着空调，因为冷气对孩子的伤害非常大。吹空调、喝冷饮会严重伤害到孩子的脾胃，还会直接伤害到孩子的肺，使得孩子出现咳嗽、咳痰，典型的症状就是外流鼻涕、咳嗽，呃逆咳吐稀白色的痰。冬季要给孩子做好保暖工作，以免寒邪袭肺。

因此，小儿常见病多发生在脾和肺上，将这两个脏腑安抚好，孩子生病概率就会大大降低。

脾属土，土生金，而肺属金，脾肺之间是土生金的关系。想要让孩子拥有健康的身体，应当先将孩子的脾胃调理好，这样肺也相当于多了一层保护屏障。

孩子贪吃要制止，健康受损疾病来

中国有句俗话："吃饭不知饥饱，睡觉不知颠倒"，这句话是形容小孩子的。孩子的脾胃尚未发育完全，吃大量肥甘厚味之品易发生积食，进而伤及脾胃。

◈ 贪吃影响孩子的身体健康

如果孩子不断地吃食物，热量就会逐渐积多，此时，孩子的身体中就会"生内热"，表现出不爱吃饭、口臭、便秘等，晚上睡觉的时候会烦躁不安、哭闹等，一旦受凉，多会感冒、发热、咳嗽等，长时间积食，孩子就会变得消瘦、头发枯黄、面色萎黄，甚至影响其正常的身体、智力发育。

从中医的角度上说，脾为脏，胃为腑，脏有"宝藏"之意，而腑有

"府"意，意思就是房子。宝藏要好好收藏，而房子要经常通风透气，也就是要时不时空一空才舒服。因此，孩子的胃液要经常空一空，如此胃功能才正常。稍微让孩子饿一点比饱一点好。

人进食之后，需要经胃肠道的蠕动、胃液来进行消化和吸收，如果一次进食过量或者不断地进食，消化道血管就会长时间处于紧张状态，将人体中的大量血液，包括大脑血液调集至胃肠道。充足的血液供应为发育的前提，经常处在缺血状态，正常的发育一定会受到影响。

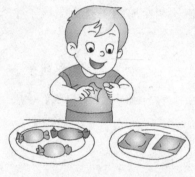

◼ 贪吃影响孩子的智力发育

美国儿科研究表明，儿童期吃太多食物会导致肚腹胀满、消化和吸收不良，长时间如此，还会导致性格急躁易怒，反应迟钝，注意力不集中等。

婴儿刚出生的时候，脂肪组织仅占体重的16%，4~6岁的时候占20%，一般来说，脂肪组织的增长量非常小。吃的过饱，特别是吃太多高营养食品，摄入的热量会大大超出身体所消耗掉的热量，导致身体中的热能转变为脂肪蓄积在身体之中。

如果脑组织中的脂肪含量过高，就会出现肥胖脑。研究表明，人的智力和大脑沟回皱褶的多少有关，大脑的沟回越明显，褶皱越多，智商越高。而肥胖脑会导致沟回紧靠在一起，褶皱不存在了，大脑皮层表现出平滑样，神经网络发育变差，智力水平随之降低。

大脑的活动方式是兴奋、抑制相互诱导的，大脑中的某些部位兴奋，与其相邻的区域就会处在抑制状态，兴奋度越高，其周围抑制就会越深。所以，如果主管胃肠消化道的植物神经中枢由于贪吃过量的食物长时间兴奋，就会导致临近的语言、思维、记忆、想象等区域受到抑制。这些区域处在抑制状态，孩子就难以对新事物和新知识产生兴趣。久而久之，不仅会导致孩子出现健忘，还会影响孩子的智力发育。

◉ 贪吃会伤害孩子的大脑

小儿零食多为高营养的精细食品，这些食品在制作的过程中去掉了纤维素，孩子长时间吃这类食物易便秘。发生便秘的时候代谢产物会长时间积累在消化道之中，被肠道细菌分解之后产生大量对人体有害的物质，如甲烷、氨、酚、硫化物、组织胺等。部分有害物质易经肠吸收，随血液循环到达大脑，刺激大脑，导致脑神经细胞发生慢性中毒，严重影响脑的正常发育。

科学研究发现，一种会导致大脑早衰的物质——纤维芽细胞生长因子会由于饮食过饱而增加几万倍，它能够促使动脉硬化。从长远的角度上说，贪吃会导致大脑早衰。

家长应当让孩子从婴幼儿期开始养成良好的饮食习惯，做到不偏食、不贪食、不暴饮暴食、控制零食、定时定量用餐、营养均衡。

孩子的肺更娇嫩，所以更需"娇养"

肺是人体的呼吸器官，又被称为"娇脏"，外合皮毛，上开窍于鼻，喉为其门户，主司呼吸，有宣发肃降之功。外邪入侵人体，经常会通过皮毛和口鼻而入，而肺最先受侵袭。肺之所以不被外邪所伤，主要是因为它依靠着肺气制宣发。然而，一旦肺气变弱，或邪毒甚烈，疾病就会最先犯肺。

孩子最容易患的病包括：感冒、发烧、咳嗽、支气管炎、肺炎、哮喘等，这些均为肺脏疾病的表现。

从生理结构的角度上讲，心肝脾肾四个脏器都在下面，只有肺像一把伞，在上面将它们遮住，六淫外邪入侵人体，不管是由口鼻而入还是入侵皮毛，都容易侵犯到肺而致病。

风、寒、暑、热、湿、燥这六邪入侵人体之后，最先受影响的就是肺，再加上孩子的身体相对孱弱，因此很容易患上呼吸系统疾病。

孩子的肺功能弱时，很容易诱发其他疾病。一项调查显示，在疾病的高发季节——春季，天气忽冷忽热，孩子除了容易患上感冒发烧外，还很容易复发多动症、抽动症、哮喘等症。这些疾病的发生和孩子的肺脏功能强弱有很大的关系。春季对应的是肝脏，所以此时肝脏的功能相对来说旺盛，从五行的角度上说，肺属金，肝属木，通常来说是金克木，但是如果孩子的肺功能差，就会"肝木反侮肺金"。

这就是为什么肺功能不好的孩子不仅会出现呼吸系统方面的疾病，还会出现一些本不该出现的疾病。

由此我们不难推断，养好孩子的肺，那么小儿常见病的发病概率也会大大降低，孩子的体质得到大大的提升。孩子健康了，才能合家欢乐。

别让孩子当胖墩儿，当心"三高"找上来

解放前，人们生活得很穷苦，在这种情况下，想要吃饱穿暖都成了奢望，甚至有很大一部分人过着衣不蔽体、食不果腹的生活，人们羡慕细皮嫩肉、体态丰腴，所以在当时的人们看来，发福是一种健康的表现。

但是现在，人们的生活水平已经大大提高，肥胖的人数越来越多，一项统计结果显示，全国的肥胖人数已经超过 7000 万，而在这个数据中，年幼的宝宝也被列入其中。让人担忧的是，这些孩子的家长不仅没有意识到问题的严重性，反而认为胖乎乎的很可爱、很健康，甚至引以为傲。

我们都知道成年人肥胖不利于健康，但孩子肥胖难道就对健康没有影

响吗？一到吃饭的时候就往孩子的碗里夹鱼夹肉，孩子想吃什么就给孩子买什么。难道我们忘记自己因为肥胖而患病，到现在还在坚持忌口吗？

如今，儿童肥胖症的发病率在逐渐上升，但是肥胖症的治疗却并没有有效的治疗方法，导致很多孩子失去了康复的机会。研究表明，70%～80%的儿童肥胖症终将延续为成人肥胖症。所以，儿童肥胖症的防治刻不容缓。

◈ 什么是小儿肥胖

医学上将体重超过按身长计算的平均标准体重的20%称作小儿肥胖症；超过20%～29%是轻度肥胖，超过30%～49%是中度肥胖，超过50%是重度肥胖。

肥胖可以分成单纯性肥胖和继发性肥胖两种。儿童所出现的肥胖大都属于单纯性肥胖。有显著肥胖的叫作继发性肥胖症，主要为内分泌、代谢紊乱、脑补疾病等导致的。研究表明，小儿肥胖症和冠心病、高血压、糖尿病等均有密切关系。因此，一定要在小儿单纯性肥胖早期就开始治疗。

◈ 是什么导致了小儿肥胖

到目前为止，肥胖的病因还没有被完全阐明，不过主要和营养过剩有关，比如食物的摄入量过多，荤腥油腻摄入过多，不健康的饮食习惯，不良的生活方式等。有些家长在哺乳期看到孩子哭闹就会立刻喂孩子，时间一久，孩子变得贪吃，表现出幼儿肥胖。

缺乏运动、感情受创、缺乏关爱，神经、内分泌因素均可能导致肥胖。此外，儿童肥胖也和遗传因素有关。肥胖症通常有家族遗传倾向。一项调查结果显示，父母都胖，那么孩子出现肥胖的概率是70%～80%；父亲或母亲肥胖，孩子发生肥胖的概率是40%～50%。

◈ 小儿肥胖有哪些危害

一般情况下，肥胖的孩子会产生自卑感，性格孤僻，不愿意参加集体活动，而这又反过来促使小儿肥胖的发生。

单纯性肥胖的患者血液的胰岛素水平上升，糖耐量试验和空腹血糖并未出现明显的异常。但是血总脂、胆固醇、甘油三酯、游离脂肪酸都会上升，进行超声检查的时候会出现不同程度的脂肪肝。长时间高血脂、脂肪肝，容易出现高血压、肝功能损害。

严重肥胖的儿童会由于胸壁肥厚、横膈抬高、换气困难，而发生气促、缺氧、继发心脏扩大、心力衰竭，被称作肥胖性肺心综合征。

其实，小儿肥胖和成人一样，脂肪摄入过量会发生高血压、高血脂、高血糖，即我们平时所说的"三高"，以前都是部分中老年人才会患这种病，可现在很多孩子也患上了这种病。如果家长们在孩子患上"三高"的时候仍然不对孩子的饮食和生活习惯加以干预，就会出现动脉粥样硬化，心脏负荷加重，患上冠心病。

小儿肥胖会导致胰岛素功能异常，葡萄糖代谢紊乱，还是很容易患上糖尿病。肥胖儿童和青少年中，21%～25%存在"隐形糖尿病"，也就是医学上提到的糖耐量受损。这主要是因为超重和肥胖儿童会随着肥胖程度的加重，导致身体对主管降血糖的激素——胰岛素的敏感性逐渐降低，进而诱发糖尿病。

除此之外，小儿肥胖的危害还有很多，如女孩月经初潮提前，胆结石，膝内翻、膝外翻、平底足等。所以，无论如何，家长一定要注意控制孩子的体重。

 # 别让孩子吃太好，才能远离胆结石

胆结石的主要成分是胆固醇，也可以将其列入"富贵病"的行列。如今，人们的生活条件越来越好，胆结石的发病年龄越来越低，甚至才几岁的孩子就患上了胆结石。对于胆结石这种疾病，西医大都通过手术的方法来治疗，但是我们想想，孩子的年纪还那么小，现在就摘掉胆囊是一件很可怕的事情。

胆结石的高发年龄是 40~50 岁，但是最近几年经常会有孩子因胆结石而走进医院。由于孩子的年龄小，无法清楚地表达自己的不适，只会通过哭闹来表现自己的疼痛，父母干着急却不知道该如何是好，到医院一检查，才发现孩子患上了胆结石。

胆结石可能发生于胆囊，也可能发生于肝胆内胆管，胆囊为人体的重要脏器，它能维持人体内分泌平衡、提升人体免疫功能、促进消化吸收等。如果在孩子很小的时候就进行胆囊切除手术，对孩子的未来成长势必会产生不利影响。

孩子在年纪还小时患上胆囊炎，最好去看中医，用一些有清肝利胆、软坚散结之功的中药，虽然作用缓慢，但是能将治疗对孩子产生的负面影响降到最低。结石的主要临床症状是胆绞痛，疼痛部位是右上腹，而且会伴随着恶心、呕吐等，多呈阵发性疼痛。疼痛主要为饱餐所致，患儿可能会表现出腹胀、厌食、烧心等消化道症状。结石堵塞胆道后，孩子可能会发生黄疸；合并感染后，可能会表现出高热，甚至出现中毒性休克，危及生命安全。

说了这么多胆囊炎的危害和治疗的难度，那么为什么现在的孩子易患胆囊炎呢？

◈ 没吃好早餐

现在很多孩子经常不吃早餐或者早餐没有规律。胆囊为存储胆汁的重要器官，人进食后肠道会分泌出一种名为胆囊收缩素的内分泌激素，胆囊收缩会将胆汁排入十二指肠内，参与食物的消化、吸收过程。不吃早餐，胆汁则无法定期排出，胆汁发生浓缩，进而形成结石。

◈ 食物太精细化、营养化

现在的孩子吃的食物太精细化，胆固醇含量太高，而胆结石的主要成分就是胆固醇。家长应当为孩子建立良好的饮食习惯、饮食结构，注意荤素、粗细粮的搭配，摄入的蛋白质、脂肪量要适当，说到这里，我们不难看出，胆结石的低龄化和现代人的饮食有着密切的关系。在过去，人们很少能吃到有"油水"的食物，那个时候几乎没有孩子患胆结石，就连中老年人患胆结石的也不是很多。虽然现在我们的生活条件好了，生活中吃到的食物已经足够满足孩子的身体需求了，但是我们还是应当提高警惕，别让孩子吃太有营养的东西，以免过多的营养危害孩子的身体健康。

 # 滥用激素、抗生素，吞噬孩子的生命健康

家长疼爱孩子的心是可以理解的，但是有时候，孩子生病了，着急的家长恨不得让孩子的病立即痊愈：孩子发烧了就立刻给孩子吃退烧药，孩子咳嗽了就立刻给孩子吃消炎药……在这种情况下，滥用激素、抗生素成了普遍现象，孩子的身体健康被透支，等到下次再患同样的病时，再通过上述方法就会很难痊愈。

很多孩子所患的感冒、咽喉炎症等会反复发作，频繁地发作，很多家长并未意识到，频繁地使用抗生素、退烧药、激素等，可能会导致孩子在几年之后出现恶性肿瘤，特别是患上结缔组织病的概率特别高。

而且，有些时候使用抗生素是"不对症"的，就拿咳嗽来说，它是人体的一种自我保护措施，有着清洁呼吸道、使其保持通畅的作用。人体的呼吸道受病原体感染的时候，呼吸道中的病菌、痰液就会通过咳嗽排出体外，减少呼吸道中病菌的数量，进而减少炎症的发生。若咳嗽不剧烈，则

不用服用止咳药，咳嗽剧烈，可以吃些舒缓药。痰液较多，不宜用中枢止咳药，应当用祛痰药。但有些人喜欢用抗生素，看到孩子咳嗽就给孩子服用或注射抗生素，岂不知，急性咳嗽多为病毒感染所致，盲目使用抗生素对病情的好转没有任何作用。即使是细菌导致的咳嗽，需要使用抗生素，也不能自行给孩子服用头孢、阿莫西林等，否则不仅没有效果，还会形成耐药性。

很多家长或医生在孩子发烧的时候会用地塞米松这个药，它是个长效激素，不能轻易用在孩子的身上，特别是婴儿期，必须要慎重使用。儿科大夫给孩子用激素类药物退热，无非是为了展示自己的"神奇医术"，却忽略了这种做法对孩子的伤害。

还有些家长，看到别人家的孩子比自己的孩子高半头，就开始着急，到医院给孩子注射生长激素。实际上，身材矮小的诱因多达几百种，常见的是生长激素缺乏症、甲状腺功能低下、心脏病、慢性肾病、骨骼肌肉系统发育不良、唐氏综合征、脑部肿瘤等。所以，并不是每个身材矮小的孩子注射生长激素都能长高，家长应当注意对症下药、去除病因。

大多数的矮小儿童并不适合注射生长激素，正常身高的孩子就更不适合了。如果家长给不缺乏生长激素的孩子注射生长激素，可能会导致孩子的骨骺线提前闭合，反而导致孩子身材矮小。而对骨骺线已经闭合的孩子注射生长激素，骨骼无法持续生成软骨长高，可能会导致骨骼钙化、骨宽度增加，出现关节和手指关节肥大，不利于孩子的生长发育。

虽然这些药物对孩子的危害很大，不能轻易使用，但仍然有很多医生、个人没有认识到这个问题，随意使用激素和抗生素，给孩子的健康埋下隐患，所以再次提醒家长们，一定要对激素和抗生素的使用有正确的认识。

孩子记忆力差，可能是疾病在"作祟"

在孩子上学之后，经常有家长这样抱怨："我家的孩子记忆力特别差，老师刚教完的东西他就忘了。"面对孩子的低分成绩单、家长会时老师的批评，家长们"无地自容"，只得回家之后冲着孩子发泄自己的情绪，埋怨孩子"不争气"。那么真的是孩子"不争气"吗？还是孩子有什么"难言之隐"？

其实，孩子的记忆力之所以变差，很可能是因为他生病了，身体不舒服导致的，那么都有哪些因素或疾病会导致孩子的记忆力变差呢？

◈ 睡眠不足

孩子前一天睡眠不足，第二天就会身体疲乏，想睡觉，注意力无法集中，大脑的运转变慢，记忆力自然会下降。

◈ 体内铅超标

铅超标对于处在生长发育阶段的孩子有着很大影响，不但会影响到孩子的面色，还会影响到孩子的中枢神经系统，使得孩子的大脑发育不全，注意力不集中，智力低下等。孩子对铅的吸收率比成人高很多，而排铅能力却比成人差，因此很容易导致铅超标。

◈ 哮喘

哮喘的反复发作导致孩子不能专心学习，使得孩子表现出记忆力差、成绩差。

◈ 鼻炎

孩子患上鼻炎之后，鼻子不透气，经常流鼻涕，注意力分散在鼻子上，怎么能专心听讲呢？

其实，导致孩子记忆力下降的原因还有很多，家长应当懂得观察孩子的一举一动，身体状况，帮助孩子找出记忆力下降的原因，而不是一味地埋怨孩子成绩差。找出原因后，及早为孩子治疗相关疾病，调养孩子的身体，帮助孩子提升记忆力。

 # 孩子磨牙，究竟是怎么回事

很多家长反映自己的孩子晚上时常磨牙，不知道是怎么回事，担心孩子长时间磨牙会对身体健康不利。

孩子偶尔夜间一两次磨牙不用太过担心，可是如果每天都磨牙，家长就要提高警惕，因为经常性的磨牙会导致以下结果：牙齿过早磨损，影响孩子的面容，发生颞颌关节紊乱综合征、在大脑皮层形成牢固的条件反射。所以对于孩子经常性的磨牙要采取一定的方法制止。

从中医的角度上说"湿热生虫"。比如说，我们放在空气中的馒头，一段时间之后受湿受热就会生虫；麦秸经过雨水浸泡几天之后，里面又湿又热，会生虫……

人体也是一样的，食物进入胃内之后，若胃之腐熟能力弱，食物无法完全腐熟，就会生"虫"，不过这并不是我们平时所说的实质的虫。

总结起来说就是，孩子磨牙就是胃中有热导致的，应当注意清胃火。孩子磨牙的症状不严重的话，可以取芦根30克，分成多次给孩子泡水喝，调入适量冰糖，短则一两天，多则三五天，孩子就不再磨牙了。

芦根味甘，入胃经和肺经，有清热生津、清胃热之功，胃热一除孩子自然就不再磨牙了。而且芦根有淡淡的甜味，孩子比较容易接受，如果孩子愿意喝也可以不加冰糖。

不过提醒家长们注意一点，如果孩子连续喝上几天芦根茶之后磨牙的症状仍然没有得到缓解，那就要停用芦根去看医生了，因为芦根药性寒凉，久服不利于孩子的身体健康。

孩子磨牙的时候家长就应该考虑是不是胃热所致，及时为孩子调理身体，否则胃热会导致小儿腹胀、腹泻、感冒、发烧等不适，小病逐渐发展成大病，再想治愈可就不容易了。

小儿自汗、盗汗，当心孩子体虚

小儿自汗、盗汗统称为小儿汗证，指的是小儿在安静的状态下，正常环境中全身或局部出汗过多，甚至大汗淋漓，主要发生在 5 岁以下的孩子身上。

一个孩子常常出虚汗，尤其是晚上睡觉的时候衣服都湿透了，医生让家长去买些霜桑叶，每次取 3 克泡水，让孩子代替茶来饮服。几天之后这个孩子就不出汗了，而且还把这个方子推荐给了其他因小儿盗汗而苦恼的妈妈。

孩子之所以容易出汗，主要是因为体虚。体虚导致的出虚汗主要分为两种：气虚、阴虚。

◈ 气虚导致自汗

白天没有活动就出汗是自汗，从中医的角度上说，气主固摄，气虚时不能固表，腠理全开就会流汗，此时可以到医院给孩子开些玉屏风散，照着说明书让孩子吃就行了，能益气固表。或是取浮小麦 2 克，大枣 1 枚，每天让孩子泡水喝。

从中医的角度上说，汗为心之液，孩子体虚多和心、脾有关，而浮小麦有养心补脾之功，还能敛汗。大枣能调和脾胃，益气养血。

◈ 阴虚导致盗汗

盗汗就是指晚上睡着之后不知不觉流下的汗水，阴虚有火时会"迫津外出"，形成盗汗，因此，治疗盗汗应当从养阴、清热着手。

家长要注意为盗汗的孩子补充营养，合理膳食，荤素、粗细搭配，纠正患儿偏食、厌食的习惯，进而提升孩子的体质。平时多让孩子参加体育锻炼。

对于盗汗的孩子来说，可以采取推拿的方法进行治疗，每天推拿 1～2 次，至盗汗症状消失。

补肺经（无名指指腹螺纹面上）：一只手持小儿无名指以固定，另一只手用拇指的螺纹面旋推小儿无名指末节螺纹面 300 次。

补肾经（小指指腹螺纹面上）：从小指的指关节向指尖的方向推 300 次。

揉二人上马（手背无名指和小指掌关节后的凹陷中）：用拇指指端揉患儿的手背无名指和小指关节后陷中 200 次。

清天河水（前臂手掌面掌横纹到肘横纹之间）：一只手拿着患儿的手，用另外一只手的食指和中指指腹从腕横纹向肘横纹的方向推 300 次。

揉三阴交（内踝尖上以小儿的手四指宽处）：用中指指端揉三阴交穴 200 次。

小儿贪凉食，当心便秘

每年夏天都会有一批儿童因为贪食冰激凌、雪糕等出现腹痛、头痛。夏季天气炎热，家家户户的冰箱里都会储备冰激凌、雪糕、饮料，它们香甜而冰凉，深受孩童们的欢迎，但小儿贪凉食对身体健康却构成了威胁。

有一年夏天，有位女士带着孩子去看病，她说自己的孩子经常便秘，让医生给孩子开些通便药，经过检查之后医生却发现，这孩子出现的便秘和贪食寒凉有很大的关系。提起便秘，很多人会想到上火、内热，并没有与"寒凉"联系上。

中医上有"冷积"的说法，而且这种现象出现的频率越来越高，现在的孩子一年四季都能吃到冷饮，特别是夏天，孩子对冷饮更是热衷，回到家中的第一件事就是打开冰箱拿冷饮。但是，小儿的脾胃功能本来就比较弱，易受寒凉侵袭，积结在肠胃之中，进而影响到胃肠蠕动，久而久之就会出现便秘。

此类孩子会表现出大便干燥，似算珠、羊屎，同时伴随着畏寒怕冷，手脚冰凉，胃部腹部发凉等。此时用泻下药的效果不是很好，有时候甚至无效或加重病情。因为大黄等药物虽然有清热、泻下之功，但是大都性苦寒，小儿冷积便秘之后，胃肠道内的阳气本来就比较弱，此时用泻下药只会加重孩子的病情。

对于冷积便秘，可服用附子大黄汤加减治疗，此汤之中虽然添加了泻下的大黄，但附子性热，为温里药，能去脏腑沉寒，补助阳气不足，温热脾胃，这个方子以温补脾肾、通脏降浊，不但能治疗便秘，还能够祛除胃肠道之中的寒凉之邪，强健脾胃。

夏天回家之后，孩子已经大汗淋漓，应当等到身体上的热气散去之后再采取清凉措施，因为这个时候人体的皮肤毛孔处在张开的状态，温度突然下降，全身的毛孔会迅速闭合，致使热量无法及时散发，滞留于身体之中，轻者会诱发感冒，重者会导致高热，体质弱者甚至会休克。

采取清凉措施的时候，家长应当注意不能让孩子直接对着空调或电风扇，室内的温度保持在26℃，室内外温差不能超过7℃；避免用冷水洗脚或洗澡，因为冷水会让脚和身体受寒，同时经血管传导，诱发心跳加速、血压上升、肌肉收缩、精神紧张等病理反应，不仅无法消除疲劳，还会诱发感冒等症。

 # 小儿吃冰，当心虚胖

很多孩子都喜欢吃冰激凌、雪糕、冰棒等，尤其是夏季天气炎热时，家长们也不会刻意控制孩子吃冷饮。吃冰虽然能让人感受到暂时的凉爽，但是有过吃冰经验的人会发现，自己总是越吃越渴，久而久之，给身体带来巨大的负担，因此家长们一定不要让孩子养成吃冰的习惯。

很多人都喜欢吃酸奶，到超市买酸奶的时候我们就会发现，酸奶通常都是放在冰柜之中的，酸奶中含有益生菌，如果直接将酸奶放到常温的环境之中，益生菌就会大量繁殖，这就是为什么常温下放置的酸奶会越来越酸。

人体内的益生菌也是如此，只有在一定的温度下才最为活跃，长时间吃冰，身体中的阳气就会受损，等到冰冷的食物进入胃肠道中时，身体需要大量的能量处理外在的冰凉食物，导致身体丧失更多的热能，久而久之，身体的能量就会处在低下的状态，也就是身体变虚，表现出过热、发炎，此即为身体发出的求救信号，不可麻痹大意。

此外，吃冰还会导致小儿肥胖。有的孩子平时就喜欢吃冰饮，却不喜欢吃饭，吃得很少，但看上去胖乎乎的，其实这也和吃冰有关系。冰饮多属于高热量食物，含糖量很高，长期食用冰饮，孩子的食欲就会下降，导致营养摄入不均衡，出现虚胖。

所以提醒家长们注意，千万不要让孩子养成吃冰的习惯，最好让孩子习惯喝温开水，冰开水也最好不要让孩子喝。即使在炎热的天气，也应当给孩子喝室温下的开水。此外，冰箱里面拿出来的其他食物也是不宜让孩子立即食用的，否则会消耗孩子身体内的阳气。同样对孩子的身体健康不利。

 # 不同的温度标准，你了解吗

我们平时测量体温最多的是测腋温，腋下的正常温度是 36 ~ 37℃，但是有些家长却误以为孩子的全身温度标准都是一样的。

前段时间，有位二十六七岁的年轻女士抱着一个八九个月大的孩子去诊所看病，医生问孩子哪里不舒服，那位女士说："孩子有些低烧。"医生把手放到孩子的额头，并没有摸到热感，之后又检查了一下孩子身体的其他部位，也没有异常。于是医生问孩子的妈妈："在家测量体温了吗？"孩子的妈妈连连点头："就是在测量体温的时候发现孩子有些低烧的。"医生拿出体温计，准备再给孩子测一下，谁知刚拿起孩子的腋窝，孩子的妈妈就告诉我："我听人说测肛温是最准确的。"听她说了这句话，医生突然明白可能是她不了解不同部位的温度标准是不同的。

于是医生问那位女士："你在家里给孩子测量的肛温是多少？"她想了想回答道："37.7℃。"医生"扑哧"一声笑了，放下温度计对她说："孩子的体温是正常的。"

一般情况下，我们所说的超过 37℃ 是低烧指的是腋温，腋窝的正常温度是 36 ~ 37℃；口腔中的温度叫口温，比正常值稍微高一些，在 36.7 ~ 37.7℃；直肠的温度在三个经常测量的部位中温度最高，在 36.9 ~ 37.9℃。

三个部位正常的测量方法如下：腋温测量法，使用前先将温度计甩到

35℃以下，之后把体温计放到腋下最顶端，水银端与腋下皮肤紧密接触，同时加紧，防止脱位或掉落，测5～10分钟，取出读数即可；口温测量法，使用前先将温度计甩到35℃以下，之后把温度计放到舌下含住，不能用力吸咬或说话，测量3～5分钟，取出，用卫生纸擦净，之后用酒精棉片消毒，静置10秒后读数；肛温测量法：婴儿采取仰卧抬腿或趴卧姿势，儿童和成人采取侧卧姿势，使用前先将温度计甩到35℃以下，用润滑剂润滑肛表水银球端，用手扒开肛门，将肛表旋转、轻缓地插入肛门，拿肛表的手同时靠在臀部固定，以防止滑落或者插的太深（插入深度：婴儿1.25厘米，儿童2.5厘米，成人3.5厘米），测量2～5分钟，取出读数，之后用卫生纸将其擦净，再用酒精棉球消毒。

只要你所测量的部位的体温在以上所示的标准之内，就说明孩子的体温是正常的。这三个不同的体温标准是育儿过程中必须知道的常识。

 ## 孩子出现什么情况要立即去医院

很多家长都在纠结什么情况下要送孩子去医院，什么情况下可以自行处理孩子出现的不适症。

7岁的小梅对除了苹果、西瓜以外的几乎所有的水果过敏。去年夏天，妈妈将刚买来的苹果放在了客厅的桌子上，小梅看到苹果很开心，因为她知道这是自己可以吃的水果，于是踮着脚尖够下一个，也没洗就吃了下去，谁知道苹果刚吃完嘴唇就有些红肿，赶忙去厨房告诉妈妈。

妈妈问小梅吃了什么，小梅说吃了个苹果，妈妈一听是"苹果"也就没放在心上，随手拿出过敏药让小梅吃了一片，打发小梅到客厅去玩。

谁知，等到妈妈做完饭后，发现小梅已经倒在地上不省人事，整张脸都肿了起来，赶忙带着小梅去医院，谁知附近的小医院都不敢接诊，小梅的妈妈看着不省人事的孩子急的哇哇大哭，在好心人的帮助下搭乘救护车赶到了市医院，医生告诉小梅的妈妈："再晚来一步孩子就没命了！"妈妈后悔不已。

由此我们不难看出，有些病家长是不能自行为孩子处理的。那么孩子出现哪些变化的时候要立即将其送到医院呢？

◈ 看呼吸频率

正常情况下，2个月以内的宝宝呼吸频率>60次/分，2~12个月的宝宝的呼吸频率>50次/分，1~3岁时呼吸的频率>40次/分。如果家长发觉自己的孩子呼吸的时候有些费力，如张口抬肩、坐着呼吸语不成句、呻吟、点头状呼吸等，说明孩子的呼吸比较困难。此时家长应当尽快送孩子去医院。

◈ 看心率或脉搏

家长通过触摸孩子腕部的血管搏动或触摸前胸的心脏跳动简单判断孩子的心脏情况。如果孩子的心脏在平静状态下心律显著增快，新生儿>160次/分钟，婴儿>140次/分钟，幼儿>120次/分钟，儿童>100次/分钟，或心率显著变慢，此时家长应当尽快带着孩子到医院进行诊治。

◈ 看肢体症状、精神状态、尿量、体温等

如果孩子大汗淋漓、面色苍白、口唇发青、四肢末梢发冷、皮肤湿冷或发花，按压之后皮肤黏膜的颜色无法迅速恢复至正常状态，或皮肤出血、出血斑等；或孩子异常哭闹，怎么安抚都不行，表情淡漠，对外界刺激的反应变差，嗜睡，昏迷，胡言乱语，抽搐等，家长都应当提高警惕。如果孩子的尿量明显减少，甚至无尿，或体温明显低于35℃应当及早送孩子去医院，千万不能小视。

小儿添加辅食的注意事项

婴儿的主食就是指奶，包括母乳和配方奶粉，辅食指的是除了母乳和奶粉之外的食物，包括液体和固体食物，和辅食比起来，婴幼儿的主食中脂肪含量高，而蛋白质、碳水化合物的含量相对于成人的主食来说比较低。相比较而言，母乳属于高密度、高热量食物。

前段时间，有位朋友到医院告诉医生自己家的宝宝已经八个月大了，是时候添加辅食了，可是自从添加辅食，宝宝的大便就开始不正常，一天拉个三四次，精神头倒是不错，却瘦了一圈。

医生让她带着孩子来诊所一趟，之后给孩子做了检查，各项指标都正常，也没有细菌感染，医生说可能是刚开始添加辅食，孩子需要一个适应的过程，于是医生让他们先回去再观察几天。果然，大概三四天之后那个孩子就不拉肚子了。

但是另外一个孩子就没这么幸运了，那个宝宝也是因为添加辅食而腹泻，但是连续腹泻了一个月，虽然精神头还不错，但是却因为腹泻而有些漏便，屁股沟里红红的。医生摸了摸那个孩子的肚子，圆鼓鼓的，而且很胀，很明显是积食了，主要是辅食添加不当导致的。医生让她回去之后给孩子煮些苹果萝卜汤让孩子喝，果然，连续喝到第三天的时候孩子的大便就恢复正常了。

苹果萝卜汤的具体做法：取出一个苹果，洗净后削掉皮和两头，之后再拿出个白萝卜，削成手指大小的粗条4根；取一棵马齿苋，去掉根后洗净；先将苹果和白萝卜放到锅内，倒入适量清水熬煮，开大火烧沸之后转成小火，继续煮20分钟，放入马齿苋，继续煮五六分钟，捏少许盐、白糖、茶叶放入锅中即可。每隔1小时给孩子喝二三十毫升，不能喝太多，同时停掉孩子的所有辅食，妈妈也要避免吃凉食，肉类和蛋类也不要吃了。

此方之中的苹果有润肠止泻、健脾益胃之功；白萝卜能治疗积食腹胀、消化不良；马齿苋能消炎利湿，治疗腹泻。

通过这个案例我们不难看出添加辅食的过程是马虎不得的，如果孩子无法消化、吸收辅食，那么孩子不仅无法补充到营养物质，还可能会因为食积而营养不良。给孩子添加辅食的时候，不能贪多，应当以母乳或奶粉为主，在此基础上添加辅食。添加辅食的原则：

◈ 由一种到多种

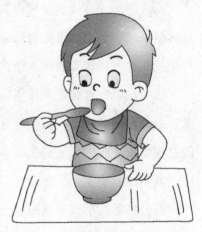

家长应当按照宝宝的营养需求、消耗能力逐渐给孩子添加辅食。最开始可以给孩子吃一些和孩子月龄相符合的辅食，尝试3~4天或1个星期之后，如果孩子的消化状况良好，排便正常，可以让宝宝尝试另外一种，千万不要短时间给孩子添加好几种辅食。

从一种开始给孩子添加少量辅食，如果孩子对某一种食物过敏，尝试几天之后就能察觉得到，如果孩子连续吃几天之后没有发生不良反应，说明孩子能接受这几种食物，可是如果孩子对其中的某种食物过敏，可以一周后再喂一次，如果孩子连续2~3次出现不良反应，说明孩子对这种食物真的过敏。

◈ 由稀到稠

孩子刚开始添加辅食的时候还没长牙，所以父母只能给孩子喂一些流质食品，之后逐渐添加半流质食品，最后添加固体食品。如果从一开始就给孩子添加半固体或固体食物，孩子一定会难以消化，进而出现腹泻。家长应当根据孩子的消化能力和牙齿发育状况逐渐给孩子添加不同状态的食物，先从菜汤、果汁、米汤开始，之后给孩子添加米糊、果泥、肉泥，之后过渡到软饭、小块菜、小块水果、小块肉等。如此孩子才能更好地吸收食物，避免出现消化不良。

◈ 由细小到粗大

给孩子添加的食物颗粒要细小，口感嫩滑，比如菜泥、果泥、蛋羹、肉泥等，不仅能锻炼孩子的吞咽功能，还能够逐渐过渡到固体食物，让孩子熟悉各种食物的天然味道，养成不偏食、不挑食的好习惯。而且，"泥"的里面含有纤维素、木质素、果胶等，可以促进肠道蠕动，易消化。

此外，孩子快长牙或者正在长牙的时候，父母可以将食物颗粒逐渐做粗大，能够促进孩子牙齿的生长，同时锻炼孩子的咀嚼能力。

◈ 以奶为主

即使孩子非常喜欢吃辅食，奶也仍然是主食，所以给孩子添加辅食的时候一定不能忽视奶的摄入量。6个月到1岁的孩子每天的喝奶量应当在600~800毫升，1岁到1岁半的孩子的喝奶量应当在400~600毫升，只有保证奶的摄入量，才能保证营养，让孩子更好地生长发育。

虎头虎脑的孩子也可能贫血

多数家长都认为，自己的孩子虎头虎脑的不可能会生病，胖乎乎的就说明孩子吃得好喝得好，身体健康，然而事实并非如此。

前段时间有位年轻的妈妈抱着个十个月大的孩子去诊所看病，孩子又白又胖，虽然刚满十个月，可已经 26 斤重了，本来全家人都非常开心，但是一检查却发现孩子贫血，那位妈妈还有些不相信。自己的孩子这么胖，怎么可能会贫血呢？

在很多人的印象中，和贫血沾边的人应该是瘦弱的，面色苍白。实际上，人的胖瘦只和脂肪量有关系，意思就是说，小儿贫血与是否胖瘦是没多大关系的，根本不是一个概念。

小儿贫血最常见的是营养不良型贫血，其主要诱因是：缺铁或缺维生素 B_{12} 和叶酸，孩子出现缺铁性贫血的时候会表现出偏瘦、面黄、发育不良等。

如果孩子由于缺乏维生素 B_{12} 和叶酸而出现贫血，就会表现出虚胖、食欲下降、口唇发白、指甲不红润等，此时最好去医院找专业医生来诊治。

提醒家长们注意一点，血常规检查是判断小儿贫血的重要检查手段，不过通过血常规判断是否贫血是有误差的，若通过血常规检查之后发现孩子血色素偏低，可以在医生的指导下复查，进一步验证，之后再判断究竟是何种因素导致的贫血，同时在医生的指导下补充铁剂或对症治疗。

虽然现代人的生活水平大大提高，人们为孩子提供的营养物质也比较充足，但小儿贫血仍然是一种常见疾病，这和家长对孩子的喂养不当有着密切关系。比如，有些家长迟迟不肯给孩子添加辅食，坚持母乳喂养到一岁半甚至两岁，实际上，母乳里面的铁含量非常低。

临床观察发现，纯母乳喂养的时间越久，孩子患贫血的概率就越大。有的家长认为每天让孩子喝牛奶、吃鸡蛋，孩子的营养就跟上去了，可是牛奶和鸡蛋里面的含铁量也非常低。所以，家长应当从 4 ~ 6 个月开始给小儿补充铁含量丰富的食物，如肝泥、瘦肉、果蔬汁等。

用正确的观念去爱孩子

现在的家庭中大多只有一个孩子，有人说独生子女是幸福的，家里最少有四只眼睛盯在孩子的身上，有的家庭有 8 只甚至 12 只眼睛都盯在孩子的身上，它们都在观察：孩子是不是冷了？是不是饿了？其实很多时候，孩子所患的病很可能是"爱"的结果。

记得有一次去表姐家做客，当时是冬季，小区内的供暖也是达标的，室内温度高达 22 ~ 25℃，表侄子正躺在床上睡觉，孩子的身上盖了好几层小被，脚下还压了一件羽绒服，我看了看孩子的额头，汗水浸湿了额前几根比较长的头发，很明显，孩子现在非常热。

医生会嘱咐家长们"少给孩子穿点衣服"、"少给孩子盖点被子"，可家长们就是不听，曾经有个家长在 11 月份带着孩子来看病，孩子的身上长出了很多痱子，仔细一问才得知，那几天家里的暖气出了点问题，她担心孩子冻着，打开空调和电褥子，还加了两床被子，这一捂不要紧，孩子身上捂出了痱子。

所以，家长们一定要用正确的观念去爱孩子，盲目的爱不仅不能让孩子健康苗壮地成长，反而会让孩子患上某种疾病，备受煎熬。

◈ 控制好温度

刚出生的婴幼儿对外界气温的变化还不是很适应，室内的温度保持在 25 ~ 28℃ 的时候对孩子来说是比较舒服的，如果夏季天气非常炎热，还是有必要开一会儿空调的，开到 28℃ 就可以了。很多家长喜欢"捂"孩子，这是从过去沿袭下来的传统，但实际上，过去之所以要给孩子捂得严严实实的，是因为过去天气寒冷，而且室内的供暖不达标，在这种情况下不捂着孩子是不行的。但是现在就不一样了，室内的温度很高，家长应该顺应时代的变化照顾宝宝才可以。

◈ 勤换洗尿布

很多孩子小的时候都烂过屁股，除了和小儿皮肤娇嫩有关，还和尿布更换的不及时、未洗净孩子的小屁股有关。提醒家长们注意，尿布最好选择柔软、吸水性好的棉织品，勤洗勤换。洗净的尿布放到阳光底下晾晒，以杀菌消毒。每次换尿布时最好先洗洗孩子的小屁股，平时尽量不要给孩子用尿不湿，出门的时候偶尔用一次还是可以的。

很多家长图省事给孩子用尿不湿，还以为是为孩子好，但是你仔细观察就会发现，头一天晚上给孩子用尿不湿，第二天一摸孩子的大腿根和屁股就会发现又凉又湿，这主要是尿液或大便里面的液体浸渍导致的。

◈ 接受阳光

有的家长发现孩子有些畏光后立即把窗帘拉上，导致屋子里白天看着也好像黑夜，表面上是为孩子，实际上却导致了孩子不能适应光线。家长应当逐渐让孩子适应光线的变化，只要注意避免让阳光直射孩子的眼睛就可以了。

◈ 正确洗澡

孩子刚出生时，脐带尚未完全脱落，这个时候尽量不要用浴盆给孩子洗澡，应当用软毛巾蘸着温水给孩子擦身体。等到脐带脱落之后可以将孩子放到小澡盆内，用清水洗净即可，尽量不用沐浴露或香皂，洗过澡后用干软的毛巾把孩子身上的水吸干，特别是脖子和大腿根处的皮肤褶皱。

夏季时，孩子体内的代谢旺盛，活动量大，易出汗，皮肤细嫩，夏季气温高、湿度大的时候很容易长痱子，所以夏季时要注意将孩子放到阴凉的地方玩耍，防止孩子大汗淋漓，保持其皮肤的清洁干燥，排汗通畅。给孩子洗澡的时候要用温水，温水冲洗之后，水分会迅速蒸发，浑身凉爽，洗过澡之后立刻给孩子擦干身体，必要时抹上痱子粉。

小儿烂屁股应该怎么处理

小儿烂屁股学名尿布疹，是一种婴儿常见的皮肤病，经常发生在裹尿布部位，指的是发生在婴儿尿布包囊部位的局限性片状红斑或生水泡的病症，属于皮肤炎性病变。是一种新生儿皮肤炎症，主要是由于小儿是血热之体，皮肉娇嫩，尿布潮湿浸渍过久，湿热之气交蒸而致。

尿布疹并不是严重的皮肤病，新生儿的皮肤生长迅速，护理得好，通常 2～3 天就能好转，护理不当会由于严重的皮肤感染和损害影响到宝宝的正常生活。

婴幼儿的皮肤细嫩，并且婴幼儿屁股肉较多，两片屁股沟肉贴到一起，很少分开，所以容易因衣服、体位、大小便处理不当等原因导致屁股沟局部潮湿、闷热，导致屁股沟接触的皮肤潮红，24 小时内护理不当会出现屁股沟局部位置皮肤红肿，再加上皮肤褶皱处的摩擦，烂屁股的症状

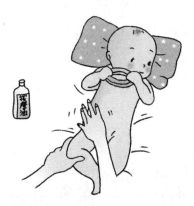

会越来越重，表现出接触性屁股沟皮肤溃烂，也就是北方所说的"屁股淹了"。

接触性屁股沟皮肤溃烂最开始表现为屁股沟皮肤潮红，24～48 小时后会发展为皮肤发白水浸样，之后皮肤破损，表现出小范围溃烂，不进行控制，溃烂范围会逐渐增大，至屁股沟外出现同样的症状，最终表现出点

状、块状皮肤和肌肉溃烂，严重威胁着婴幼儿的健康。

有一位家长去诊所询问。他说孩子出生不到半个月，屁股沟的肉烂了一大片，稍微一碰孩子就会哇哇大哭，听到孩子的哭声，全家人都觉得揪心，问医生有没有什么有效的外敷方能解决孩子的痛苦。医生想了想，给他推荐了一个简单而有效的方法——灯泡照射法。

具体操作：孩子每次排便之后要清洗肛周皮肤或者涂擦婴儿爽身粉，或在孩子睡着之后掰开孩子的皮肤，用台灯照几分钟，保持其臀部皮肤的干燥，不过要注意避免烫伤。

这位家长回去之后如法操作，眼见得孩子的溃烂皮肤迅速地修复，等到第四天的时候小屁股已经基本痊愈了。

此外，医生还提醒这位家长回去之后不要再给孩子用尿不湿了，尽量用吸水比较好的棉布。或者在尿不湿里面垫上一两层的隔尿布，将尿液和大便中的水分隔出去，如此一来，水分就不会浸渍皮肤了。果然，从那之后，这位家长的宝宝再也没有烂过屁股。

新生儿的皮肤非常娇嫩、薄，汗渍或尿布浸渍等都会导致皮肤潮红，甚至发生溃烂，有的会出现尿布疹。遇到这种情况，家长应当先清洗肛周皮肤，同时保持局部皮肤干燥。

 # 你知道孩子为什么会过敏吗

现在出现过敏症状的孩子越来越多，家里有过敏患儿，家里人都是非常小心，这不敢让孩子吃，那不敢让孩子碰，可孩子仍然那么容易过敏，该如何是好呢？

其实，遵循中医建议从饮食细节上做改变，照顾好肠胃，调理好体质，孩子就能远离过敏。孩子之所以出现过敏，和先天因素有很大的关系，也有的人是成年之后才开始过敏的，这和饮食、作息、压力有着密切的关系。如果孩子从小就开始过敏，家长除了要做必要的过敏原检测之外，还应当积极地给孩子做一些别的事。

在我们小的时候，早餐多是清淡的小菜、粥、豆浆、豆腐脑等，可是现在的孩子的早餐呢？油腻的薯条、汉堡包，甚至是大鱼大肉。中医提倡孩子多喝粥，因为粥对于老年人和儿童来说都是大有益处的，因为谷物可以保养胃气，后天的生化之源就是胃气，一个人的胃气虚弱，最先受影响的就是胃肠道，间接影响的是皮肤、支气管系统，此为五行相生所致，脾土受损，肺金又怎么会健康呢。

想要拥有健康的肺金，首先应当照顾好脾土，肺开窍于鼻，所以鼻部问题和肺有着密切关系。从中医五行的角度上说，金木水火土分别代表着肺肝肾心脾，不过并不是仅仅代表实质脏器还包括和这些脏器相关的功能。

如果孩子已经被确诊是过敏患儿，家长与其终日担惊受怕，不如采取措施调养孩子的肠胃系统。比如，给孩子熬上一碗热粥或者打一杯热腾腾的豆浆，把冰激凌和冰镇的奶制品统统从冰箱里搬出去，这样才能调理好孩子的肠胃，孩子的肠胃健康之后，胃气就会强盛，身体的其他部位才能变得更加强壮，过敏发生的概率才能变小。

临床上接触到的过敏患儿，有的是皮肤过敏，有的是鼻子过敏，经常有家长带着孩子去测过敏原，甚至有的家长把家里打扫得非常干净，担心细菌和灰尘会让孩子过敏。但是你有没有想过，为什么同样的环境，别人家的孩子就能待得那么舒适惬意，自己的孩子却一会儿打喷嚏，一会儿流鼻涕，一会儿浑身瘙痒？其实，这和孩子的体质有很大的关系，只有身体的内环境被改变，才能根治过敏。

中医认为，脾胃为后天生化之源，五脏六腑、四肢百骸之精气都源于脾胃，所以有"脾旺不受邪"的说法，简而言之，就是消化、吸收功能好，营养均衡，气血旺盛，身体的抵抗力就会大大提升，患病概率大大降低。家长们应当多带孩子参加户外活动，适当运动，才能真正地对抗过敏。

有的家长为了避免孩子过敏，不让孩子碰这碰那，不让孩子出门，可是你知道吗？孩子的皮肤太干净，容易导致免疫反应失调，增加孩子过敏的概率。美国的一项研究表明，一个人受外伤的时候，皮肤表面的细菌能帮助对抗发炎反应，防止免疫系统过度活跃。研究人员研究老鼠和人类培植细胞的结果发现，皮肤表面常见的细菌——葡萄球菌能够减轻皮肤创伤之后的发炎发硬。身体免疫系统过度活跃，皮肤不小心碰上，就会发生严重的红肿、疼痛，而皮肤外来细菌可以帮助身体减轻这种反应。

所以，父母应当适度让孩子接触大自然，不仅能够让孩子在探索的过程中体会到快乐，还能够降低过敏的发生概率。

从生活细节开始提升孩子的身体素质，不为了抗过敏而抗过敏，这样过敏自然不敢向你的孩子靠近了。

 # 正确认识小儿扁平足

很多家长在看到孩子是个扁平足的时候不禁叹息，抱着孩子到医院做检查，请求医生开方。实际上，只要孩子的扁平足是生理性的，而且只是在年龄比较小的时候出现，家长大可不必担心。

一项统计结果显示，2 岁以下的小孩几乎全部都是扁平足，3 岁的小孩 80% 是扁平足，10 岁以后就只剩下 4% 的扁平足。多数孩子会随着年龄的增长，足弓肌肉韧带逐渐发育完全，小儿扁平足大都不会有什么症状，也不需要进行特别的治疗。年龄越小的孩子扁平足发生的概率越大，不过随着年龄的增长会逐渐减少。

如果随着孩子年龄的增长，扁平足并未得到改善，家长一定要找出导致扁平足的原因，究竟是先天因素导致的还是后天因素引发的。

◈ 先天性扁平足的诱因

1. 跗骨黏合：先天跗骨黏膜，常见的是踵骨和距骨黏合，这种黏合会导致僵硬型扁平足。

2. 附生舟状骨合并扁平足：在足弓的弓部有一块舟状骨，是一条维持足弓非常重要的肌肉。站立后，后胫骨为了抵抗地心引力而收缩，使得足弓可以正常弓起来。不过20%的人的舟状骨旁边都会多长出一块附生舟状骨，这时大部分的后胫骨肌不可能正常地附着在舟状骨上，反而附着在附生舟状骨，此时足弓肌肉的牵引力就会逐渐消失或减弱，形成扁平足。

3. 阿基里斯腱太紧。

4. 韧带松弛：先天有全身韧带松弛的现象，这种韧带松弛并不局限于足部，足部以外的关节也会出现。

5. 遗传因素：研究报告表明，扁平足有一定的遗传性。

◈ 后天扁平足的诱因

1. 肥胖：身体越胖，对足弓施加的重力越大，足弓就会越"扁平"。

2. 鞋子：研究报告表明，穿正式的包趾鞋比穿拖鞋、凉鞋出现扁平足的概率大。

85%～90%的孩子出现的扁平足都会在一段时间之后恢复到常态，10岁左右此类扁平足就能恢复到正常。

平时让孩子参加一些运动，如跳绳、跳芭蕾舞、打球等，均能在一定程度上锻炼肌肉，特别是后胫骨肌，等到肌肉变得足够强壮时，足弓就能恢复到正常状态了。

不过上述方法并非在每个小朋友的身上都能看出显著的效果，如果实在不能确定孩子出现的扁平足是生理性的还是病理性的，是否能恢复等，可以先到医院做检查，听取专业医师的建议。

如何预防小儿蛀牙

蛀牙又叫龋病、虫牙，是细菌性疾病，能继发牙髓炎和根尖周炎，甚至会导致槽骨和颌骨炎症，不及时治疗，病变就会继续发展，形成龋洞，到最后牙冠完全破坏消失，发展的最终结果就是失去牙齿。龋齿的发病率很高，很多患者都是从小发病的。

蛀牙除了和生活习惯有关外，还和遗传有一定的关系。虽然有的人从小生活习惯就比较规范，而且每天刷牙漱口，但仍然得了蛀牙，甚至刚成年就已经是一口的烂牙，而有的人虽然不是很喜欢刷牙，可牙齿却比较健康。这是为什么呢？

除了和细菌感染有关之外，蛀牙还和肾气不足有关，如果发现自己的孩子容易得蛀牙，不但要让孩子建立良好的清洁牙齿的习惯，还要带着孩子去看中医，辨证施治，如果孩子真的肾虚，要让孩子服些补肾气的中药。同时在孩子刷牙的时候给他加些盐，以提升洁牙健齿的功能。盐入肾，而肾主骨，肾强健了，骨头也会跟着变强健。齿为骨质余，所以牙齿也会变强健。有的肾气虚的孩子虽然已经读小学了，却经常尿床，此类体质可以通过中药进行调理。

很多父母认为，婴儿期的孩子主要吃母乳，应该不会长蛀牙，其实这种观念并不正确，婴幼儿的牙齿质地脆弱，如果出现蛀牙，很快就会变严重。乳牙变成蛀牙之后，孩子很可能会由于咬不动东西而偏食，降低孩子的食欲。

造成蛀牙的原因主要包括以下几点：本身就是易患蛀牙的牙齿；摄入过多易产生牙垢的砂糖；牙齿清洁不当而致的蛀牙菌过多；食物残渣停留在牙齿上的时间过久。其实，这些因素都是可以预防、避免发生的：让孩子养成早晚刷牙、饭后漱口的好习惯；少吃酸性刺激食物，临睡前不吃零食；少吃糖含量高的食物，如巧克力、饼干等；避免吃太多太过坚硬的食物，防止磨损牙齿；经常参加体育锻炼，定期做口腔检查；平时多吃含钙、无机盐较多的食物，吃些高纤维粗糙食物。

当然了，处在不同阶段的孩子口腔保健的方式和注意事项也是不同的。

◉ 0~6个月：温热纱布洗口腔

口腔科专家建议，孩子长牙以前，父母要在喂奶后或睡觉前用温热水浸湿的纱布轻擦孩子口腔内的各部分黏膜和牙床，以清除掉残留在口腔中的乳凝块。这种清洁的方法不但可以清洁口腔，还能促进小儿口腔黏膜、颌骨之生长发育，提升机体抗病能力。家长在给孩子抹口腔的时候可以观察孩子口腔情况的变化，有需要时立即带他看牙科医生。而且此阶段宝宝睡着时应停止喂哺，不能让他含奶嘴睡觉。

◉ 6~12个月：淡盐水轻擦乳牙

6个月左右，孩子开始长出乳齿。此时父母就要帮助孩子"刷牙"了。父母用手指缠上消毒纱布，蘸取盐水轻擦牙齿各面。这种清洁不用按照一天2次的规则，最好一天进行数次，每天宝宝起床后，晚上吃过最后一餐的时候给孩子抹口腔，还要抹孩子刚长出的牙齿，也可以给孩子用较柔软的婴儿牙刷，让孩子感受一下刷牙的感觉。

◉ 1~2岁：凉白开刷牙

宝宝1岁左右长出大牙，此时可以给孩子用儿童牙刷刷牙，但是最好用凉白开给孩子刷牙。孩子长出大牙之后就要开始注重口腔检查。专家建议，孩子第一颗牙齿长出后6个月内要到医院做一次口腔检查。

◉ 2~6岁：用牙膏刷牙

2岁之后，孩子的上下牙全部长出。此时宝宝可以选择小型软质牙刷，沿着牙齿缝隙上下刷。但是如果是宝宝自己刷牙，家长应当提醒宝宝，洗刷的过程中不能让刷毛伤及口腔黏膜和牙龈。此时可以让宝宝用牙膏刷牙。每天早上起床后和晚上睡觉前刷一次牙。为了防止宝宝自己刷不干净，家长最好每天晚上替孩子补刷一次。孩子刚开始用牙膏刷牙的时候，家长要在一旁帮忙，告诉孩子不能把牙膏吞咽下去。

此外，为了保护牙齿，预防蛀牙，家长还要关注儿童饮食方面的问题，喂孩子不含蔗糖的饮料和流食，喂药或营养品之后要注意用清水为孩子洁牙。婴幼儿的餐具、毛巾等要定期消毒，喂奶以前要注意清洁奶头。想让孩子口腔健康，定期做口腔检查很重要，最好每半年到一年带孩子做一次口腔检查。

 # 如何预防膝盖韧带松弛

膝盖韧带松弛就是指由于膝盖韧带松弛，久而久之易导致膝盖骨头不当磨损，提前老化，并且膝盖附近的肌肉群也会由于韧带的松弛出现不正常用力现象，导致肌肉群疼痛，这种情况不止发生在膝关节周围，久而久之还会导致腰酸或背痛。

孩子之所以会患此病，主要是因为运动前后没有进行适当的热身运动，或者运动过后马上冲凉或狂饮冰水，导致寒气入侵体内，不但易产生运动伤害，还会为胃肠道或呼吸道系统疾病埋下隐患。

想要保养好自己的膝盖或身体，首先要做到运动前后的热身运动，让气血活络之后再运动才不容易受伤；其次，运动的时间和运动量要得当，如果觉得膝盖不适，应当立即停止运动，先休养生息。如果运动过后大量排汗，不能立即冲澡，因为此时毛孔处在张开的状态，立即冲凉身体易被寒气侵袭，久而久之造成身体损伤。

说到这儿可能有的家长会提出这样的疑问：我们家的孩子很少运动，怎么也出现了膝盖韧带松弛？这主要是身体中的气血循环出现问题导致的，气虚或气陷都会导致身体不能将能量适当地传递，导致这些地方很容易出现疼痛，身体内的气不足，相关的筋或韧带就会松弛无力。此时不宜服用止痛药来止痛，而是应当补足患儿体内的元气，等到元气充足之后，营养就可以输送到全身各个地方，如此一来，韧带松弛和无力症状就能恢复到正常状态，疼痛即可得到缓解。

所以提醒家长们注意，孩子出现膝盖韧带松弛的时候先找出病因，之后通过适当的方法为孩子治疗疾病。

孩子总喊腿疼是怎么回事

很多家长都有这样的体会，孩子经常会在生长到一定阶段之后喊腿疼，妈妈把孩子的裤腿撩起来，发现孩子的腿不红不肿，也没有磕碰伤，这是怎么回事呢？

其实，孩子出现的这种疼痛很可能是"生长痛"，有些孩子只发生一两次，少数孩子会反复发作。生长痛经常发生在 4~10 岁的患儿身上，晚上或休息时容易发生。疼痛多发生在下肢的大腿或小腿肌肉，少数发生在关节处。

如果孩子出现的是生长痛，按压的时候不会疼痛，而且会觉得很舒服，按摩 20 ~ 30 分钟之后，疼痛就会消失。如果走路的时候会痛，第二天起床时疼痛仍然没能得到缓解，或者按压的时候会痛，走路姿势不对劲等，则不是生长痛，很可能是其他腿部疾病导致的。

生长痛属于肌肉性疼痛，通常无须特殊治疗，疼痛发作时给孩子作局部按摩、热敷，则有助于减轻疼痛程度。具体做法如下：

◈ 转移孩子的注意力

家长可以通过讲故事、做游戏、看动漫等方法吸引孩子的注意力，对待孩子的态度要比平时更加温柔体贴，有了家长的关心和支持，孩子就感觉不到疼痛或者不觉得那么痛。

◈ 局部热敷 + 按摩

家长用热毛巾对患儿的疼痛部位进行按摩或热敷能够缓和孩子的紧张情绪，进而缓解疼痛带给孩子的不适感。按摩的过程中应当注意掌握好揉捏的力度，最好让孩子觉得很舒服，能够在家长的按摩下入眠。

◈ 减少剧烈运动

生长痛不是病，只是一种正常的生理现象，所以家长们无须因此而限制孩子的活动，如果孩子的疼痛比较严重，要注意让孩子多休息，以使肌肉充分放松下来，避免做剧烈运动。

◈ 补充营养物质

孩子出现生长痛时，家长应当注意多给孩子补充些营养物质，比如，让孩子吃些核桃、骨头、鸡蛋，多喝些牛奶等，都能够促进孩子软骨组织的生长。维生素 C 对胶原的合成有利，家长可以让患儿多吃些富含维生素 C 的新鲜果蔬，如菠菜、番茄、大枣、柚子、猕猴桃等。

让孩子高大健壮，营养必须跟得上

每个家长都希望自己的孩子高大，不管是男孩儿还是女孩儿，总要"高高的"、"壮壮的"才好。虽然表面上这个期望并不高，但是看看我们身边的这些孩子，有几个真的是又高又壮的？不是过瘦、过胖，就是过矮，父母要怎么做才能让孩子高大健壮呢？

● 孩子睡眠形成规律：不要错过睡眠的"黄金期"

对于处在生长发育阶段的孩子来说，睡眠是个重要因素，尤其是晚上11：00以后，一定要入眠，因为这是生长激素分泌的黄金时间，人体内80%的生长激素会在睡眠时分泌（刚出生的婴儿24小时分泌生长激素），并且，睡眠前半段生长激素分泌得最多，是白天的十几倍，此即为睡眠的"黄金期"。后半夜生长激素的分泌稍微少些。所以，"晚睡晚起"虽然达到了足够的睡眠时间，但由于生长激素的分泌不足也会影响到孩子正常的生长发育。

◈ 鼓励孩子多运动：蹦蹦跳跳高高壮壮

家长应当鼓励孩子多运动，如打篮球、跳绳、跑步等，都有助于孩子的生长发育，因为运动的过程中能刺激肾经上的涌泉穴（足底第2、第3跖趾缝纹头端和足跟连线前1/3与后2/3交点上），而肾主骨，想让孩子长高，可以多刺激涌泉穴。

◈ 让孩子多晒太阳：补钙的"捷径"

人体在接受阳光照射的时候能合成维生素D，进而促进钙的吸收，缺乏阳光，即使身体内有再多的钙也是没有用的。维生素D能让钙、磷有效地被人体吸收利用，进而制造出强健的骨骼和牙齿，促进骨骼钙化；而且可以和副甲状腺一同维持正常的血钙浓度。并且，维生素 D 还能帮助结膜炎恢复，促进维生素 A 的吸收。

◈ 多吃坚果类食物：补充"不一样的营养"

坚果中含有 20% 的优质蛋白质，十几种构成脑神经细胞主要成分的氨基酸，而且富含维生素 B_1、维生素 B_2、维生素 B_5、维生素 E 和钙、磷、铁等成分，能够促进孩子智力的发育和身体健康。

◈ 少吃甜腻的食物：防止孩子变成"小胖墩"

高脂肪、高糖饮食会阻碍蛋白质的合成，而且这两类食物还会导致孩子身体中多余热量的储存、转化，最终诱发肥胖。而且很多肉中都含有生长激素，会导致孩子的发育提前，不利于孩子身体正常的生长发育。而可乐、汉堡、鸡翅等"垃圾食品"可能会导致孩子提前进入青春期。

◈ 每天按摩涌泉穴：促进孩子的生长

经常刺激涌泉穴能促进孩子长高，涌泉穴的按摩方法很多：

方法 1：每天晚上睡觉之前，用一只手握住脚趾，另外一只手用力摩擦足心，坚持擦至脚心发热，双脚都擦热之后让孩子微微转动几下脚趾，之后再把双脚互相摩擦几十下。

方法 2：将拇指指腹垂直按在涌泉穴上，片刻之后提起，一按一放，反复进行，力度为孩子能耐受即可。

方法 3：用拇指指腹由足跟推向足尖，每天推 100～500 次。

方法 4：用拇指或食指或中指指端按摩孩子足底的涌泉穴，每足心按摩 100 次即可。

喝水有技巧,你的孩子喝对了吗

伦敦大学曾经做过这样一个实验——儿童饮水和考试成绩之间的关系:将9岁的男孩儿和女孩儿分成2组,一组孩子喝250毫升的水,另外一组不喝水,20分钟之后得出这样的测验结果:喝过水的孩子的成绩比没喝水的孩子高34%;困难翻译测试的成绩高23%;序列中删除字母的测试成绩高11%。还有一种理论认为,有了充足的水分之后,脑细胞间的信息交流就会变得顺畅。那么不同年龄阶段的宝宝每天水的摄入量是多少呢?摄入水的过程中要注意哪些问题呢?

◈ 不同阶段宝宝的摄水量

0~6个月:6个月以内的单纯靠母乳喂养的宝宝通常不需要额外喂水,混合喂养和人工喂养的宝宝奶量充足的话也不需要额外喂水。不过由于奶粉中蛋白质和钙的含量比母乳高,宝宝可能会出现"上火"症状。因此,两顿奶之间可以给孩子喂少量水,没有固定的标准,依据个体情况酌情调整。

6个月的宝宝适宜摄入的水的总量为700毫升/天,新生儿奶量充足,小便次数为6~8次/天,淡黄色,则说明宝宝的身体中不缺水,给宝宝喂太多的水反而会加重其肾脏排泄负担,甚至会影响到宝宝正常吃奶。

6个月~1岁:宝宝6个月之后即可少量喝水,发热、腹泻、天气热的时候更要注意补充水分,特别是宝宝的尿液颜色加深、尿量变少时,宝宝不喜欢白开水家长也不用着急,只要宝宝的总摄入量不少于900毫升就不会缺水。水果和饮食的水分也要算在内。

1~3岁:此年龄段的幼儿水的总摄入量是1300毫升,每天让孩子喝点白开水、淡盐水、汤羹等都是非常不错的。

3 岁以上：随着年龄的增加，儿童摄入水量也会增加，3 岁以上的儿童每天直接饮水量在 800 毫升左右。

◈ 孩子摄入水时的注意事项

有的孩子喜欢一边吃饭一边喝水，吃饭的时候喝水，水会稀释胃液，阻碍消化，并且食物里面的盐分会让水滞留在身体之中，导致水分不容易被代谢出去。水从口喝入，经过胃肠道吸收，由呼吸、皮肤、膀胱和大肠排出多余水分，这中间不管哪个环节太弱或是出问题，身体中的水分代谢过程都会受到阻碍。

一个人脾气太虚、肺气太多、肾气不足的时候就要注意自己的饮水量。每个人的饮水量都应当根据自身身体情况来定，而不是别人家的孩子喝多少你就让自己的孩子喝多少，特别是肠胃吸收不良、心肺功能有问题、肾脏机能不佳者，喝太多的水甚至会疲倦水肿。

从小让孩子养成慢慢喝水的习惯，而不是"咕咚咕咚"地狂饮，喝得太快太急很容易伤及肺气，对孩子的身体健康不利。

 # 孩子性早熟，当心长不高

性早熟是儿科内分泌系统的常见发育异常疾病，具体指女孩 8 岁前，男孩 9 岁前呈现第二性征发育异常性疾病。中枢性性早熟是下丘脑提前增加了促性腺激素释放激素的分泌、释放量，提前激活性腺轴功能，导致性腺发育和分泌性激素，使内外生殖发育和第二性征呈现。中枢性性早熟又叫依赖性性早熟，此病呈进行性发展，直到生殖系统发育成熟。

性早熟的女孩乳房开始发育，阴毛和腋毛开始生长或来月经；性早熟的男孩会出现睾丸、阴茎变大、变声等。男孩和女孩都会出现身高迅速增长，骨头提早成熟。很多家长都在关心性早熟究竟是好事还是坏事。

性早熟的孩子发育过程中的身高会比同龄人高，但是其荷尔蒙分泌增加，骨骼年龄迅速进展，骨板迅速愈合，导致提早停滞生长，所以会影响到最终的身高，到最后这些原本长得很快的孩子却比同龄人矮小。

女孩月经来潮之后，荷尔蒙会直接作用在骨骼生长板，长高的速度大幅度变慢，若小女孩的乳房提前发育，说明距离月经来潮只有 1~1.5 年的时间，肯定会影响到最终的身高。

性早熟对孩子的心理方面也会产生不利影响，早熟的第二性征让孩子不得不以青少年的外表和尚未成熟的心智去面对外界事物。

中枢性性早熟，是下丘脑作用促进性腺激素分泌变得亢进导致的，可能是由于下丘脑病变导致的，也可能找不出病因，属于特发性性早熟。女病童90%以上出现的是找不出原因的特发性早熟，不过男病童部分属于中枢神经病变。

末梢性早熟有外源性，如服用避孕药或含女性荷尔蒙的药物；或内源性会分泌雄性激素或雌性激素的肿瘤，或先天肾上腺增生导致的。

通过上述介绍家长们不难看出，儿童性早熟并不是什么好事。生活中家长们应当注意以下可能会导致孩子性早熟的因素：

◈ 吃鸡皮、动物内脏

食物污染（生长激素）、环境污染、药品误用（荷尔蒙药物）、滥用药品（类固醇药物）使得鸡皮和动物内脏之中残留了大量的上述物质，孩子经常吃鸡皮和动物内脏就会在这些物质的刺激下早熟。

◈ 牛初乳、反季水果

牛初乳指刚生完小牛的牛妈妈第一个星期分泌的乳汁，里面促性腺激素的分泌量非常高，对接近青春期的孩子来说，身体比较敏感，长期大量服用易提前进入青春期；反季水果几乎都要喷上"催熟剂"才会提前成熟，所以这些水果是不适合儿童吃的。

◈ 其他食物

此外，血蛤、油炸食品、蜂王浆等都不适合儿童食用。

如果孩子已经有性早熟的迹象，中医诊断性早熟为"肾阴虚，相火旺"，治疗时应当"滋肾阴，泻相火"。比如给孩子煮一杯滋阴泻火茶：取生地9克，知母、元参、黄檗、生甘草各6克，洗净之后一同放入锅中，倒入700毫升清水，开小火煮15分钟即可。此方适合9岁以上的患儿，用方之前最好咨询医师，辨证用药。

◈ 过于肥胖

太过肥胖也会导致性早熟，过多的热量残留在儿童的身体中会转化成脂肪，导致孩子的内分泌发生紊乱，出现性早熟。食用油经过反复加热，高温会让其氧化变形，儿童使用之后最终诱发"性早熟"。

◈ 开灯睡觉

夜晚孩子入睡之后，人体处在黑暗之中就会分泌"褪黑激素"，这种物质能调节人体内分泌水平，抑制身体发育，不让其像白天那样迅速增长，进而达到平衡的状态，开灯睡觉会打破这种平衡，导致激素分泌紊乱。生长激素在晚上10：00到第二天凌晨3：00的时候分泌得最多，所以家长应当每天晚上10：00让孩子上床睡觉，养成早睡早起的好习惯。

脊椎侧弯，预防是关键

脊柱侧弯的学名是脊柱侧凸，它是一种脊柱三维畸形，包括冠状位、矢状位、轴位上的序列异常。正常人的脊柱从后看是一条直线，而且躯干两侧对称。若从正面看双肩不等高或后面的后背左右不平，很可能是"脊柱侧凸"。此时应当拍摄站立位全脊柱 X 线片，若正位 X 线片显示脊柱存在大于 10 度的侧方弯曲，就是脊柱侧凸。轻度脊柱侧凸一般并无明显不适，外观看不出明显的躯体畸形。较重的脊柱侧凸则会影响婴幼儿和青少年生长发育，导致身体变形，有的会影响到其正常的心肺功能，甚至累及脊髓，诱发瘫痪。轻度脊柱侧凸可以观察，症状严重者要进行手术治疗。

孩子为什么会出现脊椎侧弯？难道是书包太重了把脊柱压弯了吗？这只是一方面的原因，除此之外，坐姿不良、静态活动偏多等都会影响到脊椎的正常发育。如果家长发现自己的孩子经常腰酸背痛就要提高警惕，孩子很可能由于书包过重或姿势不正确而导致肌肉受力过大，久而久之，很可能会导致孩子的脊椎发生异常。

家长应当从小就留意孩子的坐姿问题，比如跷脚、盘腿、跷二郎腿等都是不正确的姿势，如果孩子由于长期不良的姿势而出现了气滞疼痛，家长可以让孩子泡泡温泉或者对其疼痛部位进行热敷。

通常情况下，很多运动在用力上是有偏向的，不是左手偏用力就是右手偏用力，偶尔一两次没什么关系，但若长期如此，就会影响到脊柱的健康，比如打高尔夫球、羽毛球、乒乓球等，都存在单侧用力的偏向。不过并不是说做这些运动就会导致脊柱侧弯，主要是运动前后没有舒缓肌肉群，或加做其他运动锻炼两边肌肉群。

那么脊柱侧弯究竟会对孩子产生哪些伤害呢？脊柱侧弯的孩子很难长高，督脉经过的脏器也可能会出现问题，甚至会影响到正常的心肺功能，或者子宫方面出现问题。由于督脉经过脊椎，和五脏六腑之间都有关系，上段与心肺功能，中段与肠胃功能，下段与生殖膀胱系统均有关系。

孩子出现脊椎侧弯后，可以通过针灸或按摩背部紧绷肌肉群的方法进行矫正，先放松不正常的紧绷肌肉，有助于脊椎侧弯的恢复。症状严重的患儿需要通过手术进行矫正。

对于脊椎侧弯症状较轻的患儿，家长可以为其按摩后溪穴（仰掌握拳，小指尺侧，第5掌指关节后方凹陷处），后溪穴和人体的督脉相通，脊椎是督脉所经之处，经常按摩此穴利于督线之疏通，可预防、改善脊椎侧弯症状。

正确的运动对患儿的帮助是比较大的，比如游泳，能够让背部和腰部肌肉之气血循环正常，因此游泳运动能够有效预防、缓解脊椎侧弯。

 # 给宝宝洗澡，注意事项多

宝宝的皮肤娇嫩，代谢旺盛，勤给宝宝洗澡能避免细菌入侵，让宝宝拥有健康的肌肤，但是在给宝宝洗澡的过程中需要注意正确的方式和方法，水温、洗澡顺序等都是有讲究的。

◈ 洗澡的技巧、顺序

1. 给宝宝洗澡的时候先不要急着脱掉宝宝的衣物，一只手环抱宝宝，让宝宝坐到妈妈的大腿上，另一只手拿着棉布，放到水里沾湿，先给宝宝擦擦脸，之后擦耳朵，耳内耳外都要擦到，耳朵上分布着大量穴位，多揉搓有益于宝宝的身体健康。

2. 抱着宝宝靠近脸盆，之后用纱布沾水擦头，因为婴儿的身体一般不会很脏，所以用清水洗洗就可以了，洗头的时候要来回擦几次。

3. 准备一杯干净的开水，取一块干净的布，沾些冷开水帮宝宝清洁口腔，清除处口中的奶垢。

4. 最里面的衣服不要急着脱，先清洗孩子的小屁股、脚丫，之后脱掉上衣，清洗上半身，包括脖子、腋下等易藏有污垢的部位，这些部位要用宝宝专用的清洁剂，特别是比较胖，身上的肉一圈一圈的宝宝，妈妈一定要把宝宝身上的肉拨开才能清洗干净，避免皮肤红肿发炎。

5. 都洗完之后，将宝宝抱起来，用干净的毛巾擦净宝宝身上的水之后就可以给宝宝穿衣服了。

◈ 洗澡的注意事项

在给宝宝洗澡以前先不要给他脱衣服，防止着凉；宝宝还不会坐的时候最好不要用浴缸，用个大脸盆就可以了；婴儿的脖子尚未发育完全，整个洗澡的过程中脖子必须有依靠；婴儿洗澡的最佳时间是下午或傍晚前有阳光时；天冷的时候可以把电暖气放在身边，室内的门窗要关好，防止宝宝着凉；帮孩子洗澡的时候，妈妈最好坐到小板凳上，防止久蹲而腰酸背痛，特别是坐月子的时候更要注意这一点；不能在宝宝刚吃过奶的时候立即洗澡，否则很容易导致宝宝吐奶，不利于宝宝的胃肠消化，还可能增加胀气发生的概率。

有些家长为了给孩子洗得更干净会用一些婴儿沐浴露，实际上，婴儿的身体不会太脏，还没有到爬的阶段是不需要用沐浴产品的。第一次给孩子使用沐浴乳的时候要观察孩子的皮肤是否泛红、敏感，如果有，要立即停止使用。

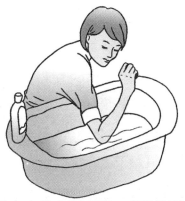

宝宝的衣服一定要和成人的衣服分开洗，防止接触清洁剂诱发皮肤敏感问题。如果宝宝的衣服不脏，直接放到清水中洗洗即可。

老一辈的人经常说让婴儿穿剩衣服比较好，其实这种观点是有一定道理的。别的孩子穿过的衣服经过了多次清洗，衣服上面残留的荧光剂、化学物质已经被洗掉，孩子穿上这些旧衣服能防止皮肤过敏、哮喘等的发生。

 # 妈妈要关爱月经初潮的女孩儿

《黄帝内经》中有云："二七而天癸至。"这句话点明了女孩儿月经来潮的年龄，太过提前或靠后来都是不正常的。

◈ 如何避免月经过早来临

要做到早睡，睡眠充足，并且注意不能开灯睡觉；饮食上尽量少吃高荷尔蒙、高激素类食物，比如肉类、内脏都可能被激素污染，因此不能过量摄入；避免吃油炸食物，油炸食物会加速人的衰老，而对于十几岁的女童来说会加速身体早熟。

临近初潮年龄的女孩儿应当从植物中摄取钙，经常喝鲜奶，多吃豆腐、芝麻等，都能增加钙的摄取量。多吃抗氧化食物，新鲜果蔬，坚果类，油类的选取以橄榄油、亚麻油等为主，都有非常不错的抗氧化功能，而且能有效预防心脑血管疾病。

◈ 如何避免月经推后

体弱多病、营养不良、过度肥胖、居住地理环境差、气候寒冷等，均不利于青春发育，导致初潮推迟。此外，初潮年龄还和遗传基因有关。父母发育迟的，女子发育也比较晚。

这些因素中，除了遗传基因之外，其他都是可以纠正的。家长应当给孩子创造良好的居住环境，给孩子提供适宜的营养物质，不能让孩子过胖，也不能让孩子营养不良。平时多带孩子出去运动，以提升孩子的身体素质。

此外，一项调查结果显示：饮食中纤维素比较少的伦敦女孩儿月经初潮的平均年龄是 13 岁，饮食纤维比较多的几内亚女孩儿月经初潮的平均年龄是 17 岁。这是为什么呢？卵巢功能的发育和女性激素的分泌过程都需要足够的胆固醇，而人体所需的胆固醇主要由食物中摄取，食物里面的胆固醇能不能很好地吸收和饮食中的纤维素含量有关，若纤维素含量较多，食物里面的胆固醇就能较多地经大便排出体外，进而减少胆固醇吸收，但与此同时也导致女性身体中女性激素合成的减少，女性激素合成减少了，子宫等生殖器的发育也就会受阻，导致女性月经初潮年龄推迟。从这个调查结果我们不难看出，少女是不宜多吃纤维素含量多的食物的，应当注意膳食平衡，适当多吃些鱼、肉、蛋、奶等胆固醇含量较高的食物。

◈ 穴位按摩缓解经期不适

临床上很多女孩儿经常抱怨月经来临前胸胀、头痛、心情烦闷，其实这些不适和肝经有着很大关系，肝经由足大趾沿着小腿内侧、大腿内侧经生殖系统向小腹上走，挟胃，属肝，络胆，上贯膈，布胁肋，循喉咙之后，连目系到头部，肝主疏泄，如果是心情上的压力和郁闷，不能通过适当的管道进行疏泄，就会在肝经循行之处出现不适甚至瘀滞等，轻者气滞产生闷或痛感，重者血瘀而致乳房肿块和赘生物。

少女初潮之后多要经过半年到两年的无排卵月经，此时由于无排卵，月经没有规则，因此不会有严重的痛经。若产生痛经则属原发性的或由先天肾气不足、肝气郁结导致的。此外，如果孩子喜欢吃冰和油炸食品，也易导致寒湿凝结、痰浊内阻体质，或因偏食、节食、脾胃虚弱导致的，精血无法应时而下，因此出现痛经。如这段时间痛经严重，家长应当带孩子到医院查明病因。

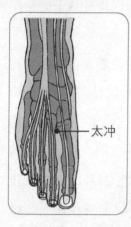

太冲

出现痛经时，可以通过穴位按摩的方法来缓解：按摩太冲穴（位于足拇趾和次趾交会的地方，向后三横指处），可以用圆头笔向下按压至产生酸胀痛感，按揉5秒，放松3秒，反复按压3~5分钟即可。按摩合谷穴（手背拇指和食指间凸起的肌肉），直接用大拇指按揉就可以了。

太冲穴被誉为快乐穴，可以舒缓情绪上的郁闷，缓解疼痛不适之感；按摩合谷穴能有效缓解女性痛经。

防患未然：

认识孩子发病前的那些预警信号

　　《黄帝内经》中提出："上医治未病，中医治欲病，下医治已病。"意思就是说，医术最高明的医生并非擅长治病者，而是能够预防疾病者。认识孩子发病之前的那些预警信号，将疾病扼杀在萌芽之中，减少疾病和药物对孩子身体的伤害才是真正为孩子的健康着想。

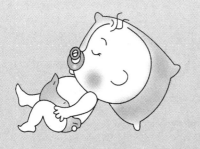
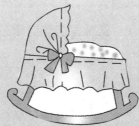
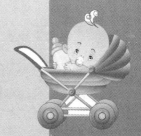

面部有白斑，可能是脾胃虚弱

前段时间，有个朋友带着自己4岁的女儿去诊所抓药，孩子活泼可爱，医生给朋友抓药的时候她就像个小八哥一样问这问那，对什么东西都充满了好奇心。抓完药之后，医生发现孩子的脸上长了很多大小不等的白斑，就问朋友有没有带孩子去看过。朋友说之前给孩子用过去癣的药，但是没什么效果。

实际上，孩子脸上的白斑并不是癣，很可能是脾胃虚弱导致的。医生嘱咐朋友回去之后连续为孩子捏脊看看有没有效果。

捏脊的具体操作：让孩子趴在床上，背部平直、放松，家长站在孩子的后方，双手的中指、无名指、小指握成半拳状，食指半屈，双手食指中节靠在拇指侧面，抵在孩子尾椎骨的地方；大拇指和食指相对，向上捏起皮肤，同时向上捻动。双手交替，沿着脊柱两侧从长强穴（肛门后上3～5厘米处）向上推，一边捏一边放，直到大椎穴（颈后平肩的骨突部位），此为捏脊一遍。每天早晚分别为孩子捏脊3分钟。连续捏脊1个星期左右，孩子脸上的白斑就消失了，朋友非常开心。

对于此类症状，现代医学家多认为是患儿缺乏微量元素和维生素导致的，家长可以带着孩子到医院做个微量元素检查，看看孩子缺乏哪些微量元素，之后有针对性地给孩子补充锌制剂、铁制剂、多种维生素等。如果孩子除了面部有白斑之外，还伴随着腹痛、消瘦等症，家长就要考虑孩子的腹内可能有寄生虫，应当尽快采取措施为孩子驱虫。

有些孩子不仅面部有白斑，而且面色发白，而不是正常的红润有光泽，此类患儿伴随着出汗、虚胖、大便溏稀等症，主要是脾气虚导致的，有的孩子会反复出现呼吸道感染，此时家长可以让孩子服用适量的有健脾补肺之功的中成药。

看鼻腔分泌物，就能抓小儿病的"马脚"

中医上有句话："上焦如雾。"上焦即心肺，主要指肺。肺能够将人体中的水分变成雾，经鼻腔蒸发出来。冬天的时候遇到强冷空气的时候就会流鼻涕，主要是因为鼻腔里面呼出的都是水蒸气，水蒸气遇到冷空气后，雾气就会化成水由鼻腔流出来，即为清鼻涕，其实就是着凉感冒。中医称之为"风寒束肺，肺气不宣，卫气不固"。

如果孩子流的是黄脓涕，说明肺受了风热的侵袭，热气将雾一样的水蒸气进行"浓缩"，形成浓浓的鼻涕堵在鼻腔之中，之后从器官上行至咽喉，此时，孩子会咳出脓痰，清肺成了迫在眉睫的事。

如果孩子长时间流脓鼻涕，说明孩子身体中的热不仅没有被清走，而且有"长驻"的打算，此时咳出的痰、流出的鼻涕会散发出腥臭味，中医称之为"肺经郁热"。此时，家长可以听听孩子的肺内呼吸正不正常，是否有嘈杂声，如果有，则说明是肺与痰热发生矛盾，西医称之为肺炎，中医称之为"痰热壅盛"。

如果孩子经常流鼻血，也可能是肺热所致，中医认为，流鼻血是"肺热迫血妄行，热气上行"导致的，上行至肺的最上面就是鼻，鼻腔之中的血管最细，也最脆弱，因此很容易破裂出血。

家长可以通过观察孩子鼻腔中的分泌物的性质判断孩子究竟得的是什么病，千万不能任由孩子的病情从感冒一点点恶化成咳，甚至成喘，诱发肺炎，让孩子本就娇嫩的肺变得更加脆弱，忍受呼吸道疾病的反复侵扰。

在观察出孩子刚有疾病征兆时采用适当的方法将疾病扼杀在萌芽中，或者带孩子去看医生，听取医生的意见或建议，能够避免很多严重疾病的发生。

鼻部有青筋,当心孩子有脾胃病

鼻根部即双眼内眦间的部位，它是鼻子的起点，中医称其为山根，如果孩子的山根处青筋凸起，说明孩子可能患上了积滞或惊风之症。一般来说，我们观察到的青筋大都分布于面部、头部和脚部，很多宝宝的鼻子上也出现了青筋，这是怎么回事呢？

前段时间回老家，刚好王大婶抱着不满一周的小孙子东东来家里串门，孩子圆乎乎的小脸，大大的眼睛，十分惹人喜爱。我接过东东抱了一会儿，突然发现东东的鼻子上隐隐有根青筋。

从中医的角度上说，"望面色，审苗窍"是诊断儿童疾病的重要手段。孩子的山根处有青筋现象，说明孩子可能患上了惊风之证，我问王大婶孩子平时是不是食欲不好，有腹胀，大便不调，俯卧睡眠，夜睡不安、手脚心热、出汗、咬牙等症。

很多家长并不关心孩子表现出的一些小异常，事实上，如果孩子的积滞时间久了，会诱发一系列的疾病，如感冒、发烧、肺炎等，所以在日常看护孩子的过程中是不能麻痹大意的，发现孩子出现积滞之后要及时调理。

王大婶一听孩子发生了积滞，赶忙问我怎么治。其实治疗积滞的方法有很多，家长可以去药店找药师开些适合孩子服用的药，如保和丸、消积散等。还可以按摩孩子手上的四缝穴（大拇指外的 4 根手指的第二个指横纹处）。

　　大概三天之后，家里人就打电话告诉我说王大婶家的东东不仅大便正常了，晚上睡觉时出汗量也少了很多，睡觉也比以前安稳多了。

　　除了鼻子上的"青筋"，其他地方出现"青筋"也预示着身体某些部位的异常。

　　太阳穴青筋凸起，有脑动脉硬化、头痛、中风的迹象；额头有青筋，可能患有甲状腺功能亢进、糖尿病；下颌出现青筋，可能患有风湿病或下肢疾病；手背关节处青筋凸起，说明胃肠功能欠佳，腹部胀痛、口臭；拇指关节有青筋凸起或扭曲，说明患上了冠状动脉硬化、心肌劳损。

看囟门，知晓孩子是否健康

　　囟门就是指婴幼儿颅骨结合不紧而形成的骨间隙，分为前囟和后囟。其中，前囟门位于前顶，呈菱形，大概在孩子出生后 12～18 个月的时候闭合，后囟门位于枕上，呈三角形，大概在孩子出生后 2～4 个月的时候闭合，我们常说的"天窗""囟门"主要指的是前囟门。

　　孩子出生时，后囟门一般已经闭合，前囟门闭合得比较晚。很多中医都能通过囟门判断孩子的身体状况，辨别孩子出现的症状。

　　记得有一次，一对年轻的夫妇抱着四五个月大的孩子来到我的诊所，仔细询问才得知，他们的孩子一直睡得不是很踏实，经常哭闹，也不好好吃奶。由于睡不好、吃不好，孩子显得比同月份的孩子瘦小很多。

　　那对夫妇抱孩子进诊所的时候，我发现一个现象，虽然当时诊所里的温度在20℃以上，但是他们给孩子捂了很厚的衣服和小被，我问他们平时也给孩子穿盖这么多吗？夫妇俩点了点头。他们说由于孩子比较弱小，所以他们常常担心冷着、冻着，就给孩子捂得严严实实的。

　　我看了看孩子的囟门，有些发红，而且稍微有点肿。此时我差不多知道孩子的病因了，于是对孩子的父母说："孩子没什么大病，就是由于你们给孩子捂的太多了才使得他吃不好睡不好。"

　　如今的家庭，冬不冷夏不热。夏天天气炎热，家长们都知道孩子不用"捂"，可是冬季天气虽然寒冷，但是室内的空调、暖气等让室内的温度保持在20℃左右，也不用"捂"着孩子。孩子睡觉的时候，家长应注意避免给孩子盖头，孩子也不会由于没有盖头而着凉的。

　　回家之后，那对夫妇按照我的嘱咐不再给孩子盖头，而且适当减少了孩子的衣被，后来他们打电话告诉我，如法操作几天之后，孩子睡得果真比以前香了，之后孩子每天除了睡就是吃，眼见孩子一天天长胖、长高，爸爸妈妈非常开心。

　　从中医的角度上说，头为诸阳之会，意思就是说，头是一身阳气的汇集之处，婴幼儿原本阳气旺盛，过盛的阳气要通过薄薄的囟门来宣泄，如果挡住囟门，阳气就会内郁，孩子表现出烦躁、睡眠变差、不愿意吃奶等。此时仔细观察孩子的囟门你就会发现，囟门处稍微肿起，发红，呈病状。

　　实际上，中医在给孩子看病的时候经常会看孩子的囟门。如果孩子的囟门不肿，而是出现了下陷，多是由于孩子腹泻的时间太久，脾胃变得虚弱所致。并且孩子拒绝吃奶，皮肤干燥，变得消瘦，甚至发生脱水。因此，如果你看到孩子的囟门陷了下去，说明孩子的脾胃虚泄病已经非常严重了。

　　有的父母喂养孩子的时候不懂得限时限量，经常导致孩子饥饱无度，而且没有时间限制，孩子吃的奶冷热不均，久而久之，孩子的脾胃就会受伤，长时间脾胃状态不佳，孩子就会营养不良，因此这样的孩子大都头发短黄，而且经常出虚汗，肚子摸起来胀鼓鼓的，说明孩子吃下去之后未被消化掉。

这样短时间内可能不会对孩子有什么影响，但是时间久了，孩子就会变得非常虚弱，孩子越是虚弱，囟门处就会像受伤之后形成血肿那样凸起来，这种肿多由两种情况所致：一种是寒，一种是热，寒的时候囟门肿出的地方坚硬，表现出青色，而热的时候肿出的地方柔软，表现出红色。

从西医的角度上说，囟门闭合的早晚和生理发育有关，是一种正常现象。从中医的角度上说，肾主骨，脑骨为肾精所生，因此，囟门不闭也为肾精亏损所致。也就是说，西医认为囟门闭合的早晚为生理现象，而中医认为这是病理现象。

无论是生理还是病理，不同的孩子的囟门开合程度也是不同的。早产儿、营养不良的婴幼儿囟门开得比足月的健康孩子大，闭合得较晚。

家长在给孩子洗头的时候可以洗囟门，但是动作宜轻柔，不可以用手指抓挠，洗头的水不可以过热，应当用温水。

此外，还有一些小儿疾病也可以通过观察囟门推断出来：囟门过小，宝宝可能存在头小畸形，也可能为颅骨早闭；囟门过大，可能是先天性脑积水或先天性佝偻病。

 # 看大小便，分清寒热好辨病

通过观察孩子的大小便，家长也能观察出孩子的身体健康状况。孩子的大便稀了、干了，异臭还是无臭等，都反映着孩子的身体状况。

● 新生儿大便无臭

有些孩子刚出生的时候排出的大便是褐色的，而且没有臭味，家长不用太过担心，这是胎粪，是一种正常现象，孩子并没有生病。吃几天母乳之后就能排出黄色的软便。

◈ 新生儿排便不畅

有些妈妈的乳汁少甚至不分泌乳汁，或者因为其他原因不能哺乳，孩子只能进行人工喂养，可是奶粉或牛、羊奶都没有母乳易消化，因此，孩子的大便常常发干，有臭味，排便的次数也比较少，有时候两天一次，有时候三四天一次。

针对这种情况，家长应当考虑是不是自己的奶粉调得太稠了，导致孩子吃下去之后不容易消化。给孩子冲奶粉的时候不要从一开始就按照说明书上的提示去调配，应当先调得稀一些，等到孩子大便畅通之后，解下来的是黄色软便时再按照说明书的比例调配，如此即可避免孩子排便不畅。

◈ 婴幼儿排便不畅

婴幼儿期的孩子排便不畅主要为伤热或室内温度过高导致的。家长由于担心孩子着凉而给孩子捂得厚厚的，导致孩子伤热。此外，哺乳期女性吃的过于油腻也会导致孩子大便干燥。

如果孩子已经好几天都没解大便了，就会长出痱子，看到孩子便秘而且伴随着痱子，说明孩子伤热了，外面热，肠道内就会更热，因此孩子会表现出大便干。此时，家长要注意适当为孩子减衣，在室内放置一个加湿器，还要注意经常打开窗户通风透气。

如果孩子正处在哺乳期的时候大便干燥，妈妈要注意吃得清淡一些，这样乳汁中就不会夹带那么多的火了。做到这些，症状较轻的孩子的大便就能在短时间恢复正常了。

◈ 小儿腹泻

孩子的脾胃比较弱，肠道的免疫力比较差，在摄入冷、热或湿性较强的食物时容易消化不良，之后大便会变稀，此即为中医上提到的脾阳不化，也是脾运化水谷的功能失调导致的。

生冷、不易消化的食物也很容易伤害到孩子的脾胃，使得孩子表现出肚子痛，之后腹泻，通常一天就会连续腹泻四五次甚至十几次。小儿腹泻四季都可能发生，不过最容易发生于夏秋两季。这两个季节的水果种类繁多，而且性寒凉，再加上雨季气候潮湿，而湿伤脾。

孩子受湿邪和寒邪之后出现的腹泻是不同的：寒泻下来的是水便，湿泻下来的便多了黏滞，不会像水便下得那么痛快，并且大便中夹杂着泡沫。

夏季时想要预防孩子出现湿泻，要注意尽量少让孩子碰凉水，很多家长在暑假期间会给孩子报游泳班，让孩子学习游泳，对于此类孩子，家长应当在晚上临睡前用热水给孩子泡泡脚，祛除孩子身体中的寒和湿。

孩子出现腹泻主要是因为食物进入到孩子的胃内后，脾胃只是将其进行简单的加工之后就急着排出体外。腹泻容易导致孩子脱水，时间久了甚至会发生营养不良。并且，腹泻若不进行有效的防治甚至会从急性转成慢性，影响到孩子正常的生长发育，威胁孩子的身体健康。

◈ 小儿大便颜色异常

有些孩子的大便呈草莓酱或苹果酱的颜色，因为大便之中夹着血。若孩子哭闹得非常厉害，可能为肠道重叠或扭转导致的，此时家长应当带孩子到医院做检查。

◈ 小儿小便发黄

如果孩子的小便发黄，而且伴随着尿痛，此时如果你注意观察孩子的舌头会发现孩子的舌体、舌尖通红。你可以让孩子用舌尖抵住上颚，会看到孩子的舌系带附近青筋暴露，此为心火过盛下传至小肠，诱发小肠生火所致。

看小儿指甲状况，知小儿疾病

正常宝宝的指甲颜色粉嫩，外观光滑亮泽，呈坚韧的弧形，甲半月，颜色稍微淡一些，指甲廓上没有倒刺，轻轻按压指甲末端，甲板呈白色，放开之后会恢复到粉红色，一旦孩子的身体出现异常，指甲也会跟着变"样"。

◈ 变了颜色

1. 变成白色：指甲的颜色过白，说明身体处在血虚状态，多存在贫血、头晕等症。如果指甲变得不透明，而是白浊，很可能是肝功能失调导致的，最好到医院做一组肝脏检查。

2. 变成黄色：医生在检查婴儿黄疸的时候会用力在指甲处向下压，等到血色逐渐恢复的时候观察是否呈褐黄色，进而判断孩子是否发生了黄疸。正常人的指甲红中透白。但是如果维生素 A 的摄入量过大，比如喝了太多的胡萝卜汁或木瓜汁也可能出现此现象。

3. 变成紫黑色：指甲呈紫黑色，说明心脏功能不好，不能供给末端充足的养分，也说明身体内的阳气不足，心脏缺乏动力，每次泵出的血液不能正常地供给身体，身体的自动调节可以将血液流向最需要的地方，次要之处分配的比较少，或者身体出现了瘀滞。

◈ 变了形状

1. 指甲变薄：指甲易断裂者，说明存在贫血倾向，主要为血液供给不足而致的指甲变脆。肝功能不好时指甲也会变脆。

2. "月牙"减少：指甲根部的半月形白色区域通常被我们称之为"半月"，如果看不出是半月形，说明指甲的生长力变弱，也预示着体力正在减弱。

3. 指甲周围脱皮：指甲周围脱皮主要是皮肤太过干燥导致的，有的小朋友会自行剥落脱皮的地方。正常人只是指甲周围有硬皮，如果蔓延到周围，可能是太干燥导致的，出现这种情况说明身体正处于血虚状态，此时需要加用补血滋阴药物才可改善症状。

4. 杵状指甲：指甲就好像是被压迫变形而向前展开，使得指甲看上去很宽，此即为我们通常所说的杵状指甲，主要是由于血液循环异常，进而影响身体末端导致的。指甲位于人体末端，最后才能接收到身体中的血液和氧气供应，所以，一旦肺部和心脏出问题，手指位于管线末端，氧气和血液之输送就会变差，量变少，手指和脚趾为了争取其应有的耗氧量和血液量，组织细胞会增生，以吸收更多的血液和氧气，之后我们就会发现自己的手指变胖了，指甲被拱起就好像杵状，变成杵状甲。

◈ 生了甲病

灰指甲和甲沟炎是常见的指甲病。医学上称灰指甲为甲癣，主要是由于身体中的湿气太重，加上外来细菌入侵而致的慢性发炎。患者的皮肤受真菌感染之后会变厚，颜色变黄或灰白，并且易脆裂，此类疾病的发生主要为身体内湿气太重导致的，大都伴随着其他皮肤病，如湿疹等。若身体内的湿气太重，再加上外来细菌入侵，就会诱发急性炎症，此即为甲沟炎，部分为身体中湿气过重，不能正常代谢身体中的湿气而形成适合细菌生长的环境。

看口唇和舌苔，辨别孩子所患疾病

我们都知道，脾属土，而口唇和舌苔就相当于生长在脾土上面的植物，所以通过观察口唇和舌苔的状况即可知晓脾胃的健康状况。

◈ 上火导致嘴唇通红

有的人的嘴唇通红通红的，其实这是脾火过旺导致的。脾缺少水质灌溉，嘴唇就会由于缺水而上火，孩子经常会由于缺水而导致脾火旺、嘴唇通红。

◈ 冷腹症导致唇色发淡

反之，若水多了，比如说，孩子喝冷水或冷饮过多，嘴唇就会变得淡红或发白。有的孩子甚至会表现出腹部痉挛、疼痛、恶心、呕吐等，此为着凉导致的急腹症。摄入过多的凉水或冷饮对脾的伤害是非常大的。

◈ 慢性脾病唇色淡

患上了慢性脾病的孩子的唇色通常淡红或惨白，孩子如果长时间营养不良，高热或大病初愈的时候，脾就好像很长时间没施过肥一般，唇色变得淡红。慢性脾病的孩子通常营养吸收存在着很大的问题，使得孩子身体各方面的营养供应不足。因此，家长看到孩子的口唇颜色淡白时应当及时带着孩子去看中医，调理孩子的脾胃。

◈ 舌苔薄白或全无

舌苔薄白，说明孩子的消化功能正常，没有舌苔说明脾气不足，脾胃弱，消化不良，这样的孩子一般稍微吃些东西就饱了，喜欢喝稀的，稍微硬点的食物吃到腹中都会不消化。

◈ 舌苔厚

如果孩子的舌苔非常厚，说明孩子脾湿，此时可以适当让孩子吃些辣或热的食物，辛辣能化湿，连续吃上几天你就会发现孩子的舌苔慢慢变薄了，变正常了。

舌头上有白厚苔，说明孩子体内有寒湿，吃点性辛温的食物即可化寒湿，不过有一种湿是不能靠辛温来化的，那就是湿热。

体内有湿热的孩子舌苔黄厚，黄为热，厚味湿，此苔多出现在夏季，此时天气热，湿气重，再加上孩子长时间消化不良，湿气会转化成热，诱发黄厚苔。因此，此时越是吃辛热的食物，舌苔越是黄厚。

体内有湿热的孩子可以适当吃些凉性水果，等到热逐渐退去之后，舌苔就会逐渐变白，此时再吃些性温食物，舌苔就会从黄厚变成白厚，之后变薄白。

有的孩子生病严重的时候舌苔会变成黑色，舌苔发黑说明脾胃之火太旺了，就好像舌苔被烧过一样。此时孩子会由于身体中的火太多而大便不通，水谷不进，应立即带着孩子去看医生。

介绍完如何通过看孩子的口唇和舌苔辨别孩子所患疾病之后，还要提醒大家注意一点，如果连续几天的食疗方法并未改善，应当及时带着孩子去看中医，辨证施治。带孩子去看中医之前，不要让孩子吃会染色的食物，最好让孩子漱漱口，以免影响医生的望诊，导致诊断结果有误。

 # 小儿地图舌，脾胃不健惹的祸

地图舌是一种发生于舌黏膜浅层的慢性边缘剥脱性舌炎。它的病损表现于舌面的不同部位，而且能变换大小、形状，有游走性特点，因而又名"游走性舌炎"。

去年夏天，一位女士抱着 2 岁大的孩子来诊所看病，她说，孩子的舌头上一直有地图样轮廓，以前不疼不痒也不影响孩子的正常吃饭，所以一直也就没放在心上。但是最近几天孩子吃饭时经常指着舌头说"疼"，经常在吃饭的时候因此而哭闹。看到孩子不停地哭闹，妈妈的心里也不好受。我让孩子张开嘴，很明显是地图舌，这是一种婴幼儿常见病。

中医理论认为"舌为脾胃之外候"，所以地图舌和脾胃之间有着很大的关系。通常来说，地图舌和脾胃之气阴不足关系密切，因此，出现地图舌的孩子通常会表现出食欲下降、多汗、倦怠、乏力等症。

出现地图舌的孩子治疗时应当以益气养阴为主，用参苓白术散配沙参麦冬汤的效果非常不错。

孩子最开始出现地图舌的时候并不会表现出不适，此时可以让孩子连续喝一段时间的生脉饮口服液，不过家长给孩子用的时候要咨询一下儿科大夫。

地图舌的病根在脾胃，家长平时可以让孩子吃些补脾食物，如山药粥，不仅能补脾，而且是平补，孩子吃过之后不会上火、积食等。

山药粥的具体做法：将山药去皮后洗净，切成片状，和大米一同放入锅中熬粥即可。不用拘泥于二者的比例。

那位女士带着孩子回去之后按照我的建议为孩子调养脾胃，益气养阴，几天之后，再来复诊的时候孩子已经能正常吃饭了，而且舌头上的"地图"也基本消失了。

 ## 看孩子食指内侧，辨孩子健康状况

宋朝的钱钟阳发明了从小儿络脉看小儿病况的方法，他提到："小儿络脉，盖位则自下而上，邪则自浅而深，证则自轻而重，人皆可信。"

那么，究竟什么是看小儿脉络呢？实际上就是看小孩儿的食指内侧。中医将把脉分成寸、关、尺，小儿食指内侧也根据指纹分成三个穴，由内而外分别为风关穴、气关穴、命关穴。这里没有动脉搏动，因此想要靠把脉判断病况是很难的，其实，并不是让你通过脉搏动来判断疾病，而是通过观察小儿食指内侧的毛细血管就可以了。

比如，孩子怕冷，打喷嚏，流清涕，通过这几种症状我们就能推断出孩子患的是风寒感冒。也可以抓住孩子的手，用另一只手的拇指从外向内推孩子食指内侧的毛细血管，一边推一边观察，推几下之后你就发现，孩子的食指内侧毛细血管非常清晰。孩子处在健康状态时，这根毛细血管是几乎看不到的。可一旦孩子着凉，这根毛细血管就会凸显出来，颜色发青。这种状况主要发生于春冬季节。

夏秋季节时，孩子不容易着凉，但却很容易伤热，因此，孩子在夏秋季节很容易患上热伤风。此时孩子会表现出咽干、发热，甚至鼻出血。此时你观察孩子食指内侧的毛细血管，它会变成红色，如果只是红到风关外，说明孩子的病情较轻；可如果它红到了气关穴，说明孩子的病情正在发展，此时应当立即送孩子到医院进行救治。

如果孩子出现的是伤食症状，也可以通过食指内侧的血管看出来。红色说明病得较浅，为虚证；青色说明病得深，为实证。

在通过看孩子的食指内侧辨别孩子所出现的病症时，家长应当注意选择光线充足的地方观察，可以先将孩子放到灯光下，之后再用手去推，仔细观察孩子食指内侧络脉的颜色、形状。看清脉络的颜色和形状之后，还要结合孩子所出现的其他症状来判断孩子病症，这样才能准确地诊断孩子的病情。

看孩子的口味，了解孩子的身体状况

绝大多数的孩子都喜欢吃糖果、蛋糕等甜食，而"甘入脾"，就是说甘味食物能够促进脾胃的消化和吸收功能，然而所有的食物都是有两面性的，甜食吃多了，脂肪就会堆积在皮下，诱发肥胖，这就是为什么那些特别喜欢吃甜食的孩子都成了"小胖墩"。

记得我小的时候，尤其是七八岁换牙的时候，妈妈那几年几乎是不买糖果的，尤其是晚上吃过饭，一定要刷牙漱口。当时妈妈告诉我，如果在换牙的时候吃糖，以后长出的新牙都是黑色的。

其实，吃甜食过多会危害牙齿健康，这一观点我们从很小的时候就知道，不过在我们小的时候糖果和甜食并不常见，所以患龋齿的人不是很多。但是现在不一样了，各种甜品摆在孩子的面前，想不让孩子吃都难。记得有一次看电视节目，一个三岁大的孩子居然一颗牙都没有，主持人询问原因才得知，是孩子喝进口奶粉长了满口的蛀牙所致。由此我们不难看出，过量食用甜食对孩子牙齿的危害有多大。

小孩子一般不喜欢吃酸味和辣味的食物，稍微沾一点就会赶紧吐出来，甚至有的孩子在吃过辣椒之后会被辣的哇哇大哭。酸味和辣味是成人喜欢的口味，可是现在却有一部分小孩儿也喜欢上了酸味和辣味。喜欢这两种口味的孩子胃口通常是不错的，可是酸味和辣味的食物吃多了，脾是很容易上火的，因此，经常大量吃酸辣口味食物的孩子很容易出现口疮、牙龈肿、口腔溃疡等。

再来说说咸味，咸入肾，喜欢吃咸的食物易口渴，口渴之后就会大量喝水，水要通过肾脏排出体外，孩子的肾气尚不足，所以这样会加重肾脏负担。吃咸味的食物得多喝水，水分供应不充分的话，孩子就会表现出口干、咽燥、嗓子痛，甚至出现扁桃体肿大，这些均为缺水导致的上火。因此，家长做饭的时候一定要注意限盐，尽量烹调得清淡一些。每个人每天盐的摄入量最好不要超过 6 克。

接下来要说的就是深受孩子们欢迎的冷饮，孩子的身体长得快，朝气蓬勃，属阳性体质，因此多数孩子都喜欢喝冷饮。孩子虽然爱渴，可是脾胃却并不喜欢水，冷饮下肚之后，孩子的味觉虽然得到了满足，但是脾胃却会受伤害，没过多久就开始腹痛、腹泻。

喜欢吃热食的孩子的脾胃通常较弱，身体瘦小，脾胃阴虚，因此喜欢吃热食，喝热饮。饭菜稍微有些凉就难以消化，表现出腹胀。此类孩子应当少吃水果，如香蕉、甜瓜、西瓜等，多喝些热粥。粥不仅有益于孩子的脾胃健康，而且养胃，促消化，利于孩子的脾胃成长。

家长在认清孩子的不同口味预示的健康状况之后，就能够在日常生活中避免给孩子用错药，比如，孩子由于过食寒凉之品而腹胀，不思饮食，家长却以为孩子吃多了消化不良，给孩子吃消食片，怎么可能见效呢？此时可以给孩子喝点生姜水，能够有效驱除孩子身体中的寒气，改善孩子表现出的不适。由此我们不难看出，通过孩子的口味来辨别孩子出现的症状是多么重要。

听孩子的哭声，了解孩子的健康信息

从孩子出生的那一刻起，他就学会了哭泣，一直到出生后一年左右的时间里，孩子都无法通过言语表达自己的身体不适，身体不舒服就会哭泣。尤其是孩子出生后的第一个月，很多家长埋怨孩子"只会哭"。

记得有一次，一位妈妈抱着十个月大的孩子来到诊所，从进门的时候我就听到了孩子的哭声，一直哭了一个小时，那位妈妈有些焦急，由于孩子还无法清楚地表达自己的身体不适，所以妈妈也不知道孩子究竟哪里不舒服。我拿出孩子的小手，推了推他的食指内侧，脉络呈青紫色，稍过风关（手掌侧面前沿，靠大拇指边，食指第一节）。之后，我稍微用力摸了摸孩子的肚子，孩子的表情很痛苦，哭声也变得异样。

我问孩子的妈妈是不是给孩子吃了什么不容易消化或者比较凉的食

物，孩子的妈妈想了想说："今天天气比较热，吃过午饭后我就拿着一盒冰激凌吃了起来，孩子也吵着要吃，我就给他挖了几勺，难道就是这几勺冰激凌惹的祸吗？"

我点了点头，对孩子的妈妈说："孩子没有发热，也不怕冷，没有流清鼻涕，鼻涕也不黏稠，可就是一直哭，从他的哭声中我辨别出他这是着凉引起的急症，别担心，我教你个简单的方法就能治好。"

我切了片生姜敷在孩子的肚子上，让他们母子回家去了，晚上孩子的妈妈打来电话告诉我说，孩子回家之后不久就不哭闹了。

为什么从他的哭声中我就能辨别他的病症呢？孩子吃过生冷食物之后，肠道会突然痉挛、疼痛，因为寒性的食物会让肠道凝滞不通，气不顺，此时孩子会边忍痛边哭，而且哭声断断续续，就好像是胆小的孩子不敢大哭泣。孩子这样哭多是由于身体虚弱、体内有寒。实际上，脾胃不好的孩子常常会这样哭泣，因为脾虚了，胃肠会更易着凉。

如果孩子的哭声高而持久，并且面红耳赤，其实他是在表达自己的身体中有热，而且热的难受，大部分热集中于肺、脾胃、肠道之中。肺热的孩子鼻咽干燥，气壮声洪。

实际上，哭也是孩子在宣泄肺热，但是不能让孩子哭得太久，否则会伤及肺气，因此应当及时采取措施制止。

此外，脾胃有热的孩子还会有以下表现：小点儿的孩子会生马牙、嘴唇通红；大点儿的孩子会牙龈肿烂。此时孩子会由于嘴痛而哭得更大声，并且一旦热传到肠道之中就会导致大便不畅、干燥，这个时候孩子的哭声就如同用力解大便。提醒家长们注意，孩子如果已经好几天没有排过大便了，家长一定要理解孩子究竟为什么哭，仔细辨音。

家长除了要听孩子的哭声，还要懂得去看孩子的哭泣。比如，孩子受到惊吓时候会哭得非常伤心，而且会流眼泪，以表达内心的恐惧。案例中提到的孩子腹痛着凉哭泣的时候没有眼泪，因为这个时候孩子在专心地忍耐腹痛，因此不会流眼泪。

家长要注意，千万不能孩子一哭不问青红皂白就给孩子喂食物，否则孩子的哭泣声虽然在短时间内止住了，但又面临着积食的新问题。应该先辨别一下孩子究竟因为什么而哭，想想他究竟是饿了还是渴了，究竟是痒了还是痛了，根据孩子的需求做相应的事，就能有效制止孩子哭泣了。

听孩子的呼吸声，判断孩子的肺部健康

我们带着孩子去看病的时候，医生通常会拿出听诊器，放到孩子的胸口前，以判断孩子出现的病症。其实，我们的耳朵就是个"天然听诊器"，不一定非要等到孩子病到要去医院的时候用听诊器来听，家长平时也可以自己的耳朵给孩子听听，以初步判断孩子的肺部健康状况。

记得有一次，一位年轻的妈妈带着几个月大的宝宝来到诊所看病，孩子的妈妈说，周六时大女儿和孩子的爸爸休息，全家人开着车到户外踏青，可没想到回家之后孩子就开始咳嗽，妈妈也没当回事，晚上的时候孩子又有些发烧，妈妈就拿出退烧药给孩子吃了一点，然后全家人又去事先约好的饭店去见等候已久的孩子的爷爷奶奶。可是刚到路上，妈妈就感觉到孩子很不对劲，额头很热，就急忙送了过来，孩子患的是急性肺炎，幸亏送来的及时，否则孩子很可能有生命危险。

孩子发病急，疾病恶化也比成人快，再加上孩子不会表达，病情严重了家长没能及时发现，延误了最佳的治疗时机，实际上，虽然孩子不会说，但是多种异常表现却是在告诉家长自己的身体不适。

那个孩子出现的是痰热壅肺症。热，就是指发烧；痰壅，就是指痰阴于肺内。健康的状况下，气道应该是畅通的，可是现在却有东西阻塞在气道之后，孩子就会表现出气急，呼吸急促，呼吸困难。孩子健康时候的呼吸是很难听到声音的，但是现在就不一样了，痰阻塞在肺内，孩子的鼻孔就会煽动，此时痰阻塞于肺内，吸进去的气严重不足，肺也在努力吸气。

孩子吸气的时候，如果你发现孩子的肋骨陷了下去，能够清楚地看到一根根肋骨凸显出来，并且锁骨两侧的窝、胸骨以上、咽喉以下也跟着陷了下去，此即为西医上提到的"吸气三凹症"，主要为痰阻于肺内，吸入的气严重不足，肺在努力吸气所致。

如果你发现孩子的鼻翼扇动，而且出现了龟胸，伴随着发烧，嘴唇、指甲盖都变成了青紫色，说明孩子的病情已经非常严重，应当及时带着孩子到医院进行救治。

想要准确地知道孩子究竟是不是患上了肺炎，家长可以用自己的耳朵来听听。在孩子处于平静状态的时候，家长将自己的耳朵放到孩子的脊柱两侧，倾听孩子肺内的呼吸声。孩子的肺部健康时，呼吸声就像拉风箱的声音，呼吸单调；痰阻于气管中时，就会发出吹哨般的声音；如果你听到类似敲破锣的声音时，主要是由于痰太多了，阻滞于肺内，致使气道不通，波及两侧肺下方，此为肺热至盛，说明孩子已经患上了重症肺炎。

如果是在孩子的脊柱两侧听到痰鸣声，说明痰阻滞于气管，此即为西医上提到的气管中有炎症；如果在孩子的脊柱向两侧的肺底处也听到破锣声，说明病邪已经入侵至内，此时一旦孩子发烧，就会熏蒸至肺，导致病情发展得更为迅速。

如果家长掌握了为孩子听肺的方法，就能够及时发现孩子的身体不适，防止贻误病情，避免意外的发生。

脾胃调养：

简单小方法，让孩子吃嘛嘛香

　　脾胃是孩子的后天之本，孩子的脾胃功能强健，才会吃嘛嘛香，吃下去的食物才能被充分消化、吸收，身体的营养才能跟得上，变得强健，遇到外邪才有力抵抗；一旦孩子的脾胃功能出现问题，孩子就会厌食，食物的消化、吸收就会成问题，营养就会跟不上，抵抗力下降，外邪入侵，疾病丛生……

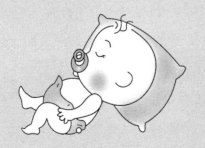 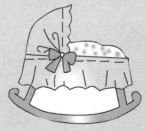 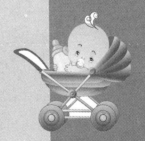

脾胃健康,孩子的身体才健康

很多家长可能没有意识到,儿童保健的关键就是消化系统,孩子的厌食、偏食、便秘,都可能是脾胃功能异常导致的,只有养好孩子的脾胃,孩子才不容易生病。

从中医的角度上说"脾胃为后天之本",很多健康问题都和脾胃挂钩,家长想要让孩子拥有健康的身体,首先要做的就是养好孩子的脾胃,让孩子能更好地消化食物。

孩子的五脏六腑尚处在稚嫩的状态下,尚未完全变得壮实,家长千万不要将儿童当成和自己身体素质相当的人群来对待,应当重视给孩子健脾补气的过程,重视孩子的脾胃保养过程。

记得有一次,一位年轻的女士抱着八个月大的孩子来到诊所,孩子的妈妈告诉我,孩子出生的时候七斤多重,全家人看到这个胖宝宝的时候都非常开心。刚开始给孩子吃奶的时候孩子很"积极",咬住奶头就不撒嘴,现在已经给孩子添加辅食:米粉、蛋黄、果汁等,可孩子却不好好吃奶了,还经常哭闹、发脾气,精神状态和排便状况都不是很好,大便时干时稀。

之前带孩子到医院看过医生,医生说是孩子的肠道菌群失调导致的,给孩子吃了些乳酸菌,孩子的大便虽然畅通了,可是还是不愿意吃奶。

很多家长在看到别人家的孩子添加辅食之后也会急着添加辅食喂养自己的孩子,总是担心自己的孩子会长不过别人家的孩子,一个劲地往孩子的嘴里添加辅食,到最后孩子吃下去的食物未被消化,就出现了积食。孩子的腹内有积,就会哭闹不止,不好好吃奶。并且,米粉添加多了,孩子的大便就会干燥;果汁、菜粥添加多了,大便就会变稀。

　　成年人的胃要 2 个小时才可以排空，婴幼儿的胃排空的速度很快，而且很柔弱。再加上婴幼儿的主食是母乳，母乳容易消化吸收，但是让婴幼儿的脾胃接受辅食需要一个适应的过程，等到孩子完全喜欢辅食之后，脾胃就成熟了。因此，家长不要在孩子正长身体的时候给孩子添加过重的辅食，否则孩子的脾胃负担会加重，很难消化掉这些辅食。

　　正确的添加辅食的时间是哺乳之后半个小时之内，如此，孩子的胃才可以适应，辅食才可以被充分地消化、吸收。将母乳和辅食混合在一起喂孩子，不仅会生积，而且会导致疳症。中医认为，"疳者，干也"，意思就是说，肉被耗干水分，体积缩小，津液干涸，身体消瘦。临床上，疳症是非常少见的，只有严重的营养不良患儿才会出现疳症。

　　所以，当你的孩子身体成长的速度远远慢于别的孩子时，你就要考虑孩子的脾胃是不是出了问题，自己的喂养方式是不是正确。

小儿积食是多种疾病的"祸根"

　　小儿积食是一种小儿常见病。对于孩子来说，每天除了吃就是玩，对于食物，很少有孩子是有抵抗力的，而家长出于对孩子的爱护之心，孩子想吃又舍不得不让吃，最后导致孩子出现了食积。

　　食物可以为孩子的身体提供必需的营养物质和能量、热量，可一旦孩子吃了过多的食物，就会积食生内热。中医称其为"积食郁热"，老百姓称之为"食火"。通俗一点，就是吃多了，或营养过剩，超出了脾胃消化吸收功能的最大限度，此时多余的食物无法被及时消化、吸收，就会损伤脾胃功能，导致消化吸收的功能变差，形成积食。食物未能被及时消化吸收，时间久了，郁积生热化火，就会诱发多种疾病。

◈ 积食会导致咳嗽

中医称积食导致的咳嗽为"食咳"，《医学入门》之中提到："食咳因积食生痰，痰气冲胸腹满者。"而《脾胃论》中提到："脾虚肺最受病。"

脾胃生痰之源，而肺为贮痰之器，积食的时间过久，脾胃就会变得虚弱，时间久了容易生痰，出现咳嗽不止。因此，食咳的孩子大都存在积食化热之症，如腹胀、不爱吃饭、口臭、手足心热、便秘、舌质偏红、舌苔厚腻等。此时可以给孩子吃些有助于消食和胃、肺同治之功的药物，效果是非常不错的。

◈ 积食会导致发热

孩子吃多了，胃中有积食，就会导致发烧。因为食物停滞于中焦，时间久了就会化热，热蒸于内，体温就会上升。

那么怎么判断孩子的发热是积食导致的呢？如果孩子的舌苔厚腻，腹胀，不解大便，不让摸肚子，一摸就躲。此外，因积食而发热的孩子多面黄，腹胀，吐泻，乳食不化，大便酸臭异常。

◈ 积食会导致便秘

孩子吃得太饱，则脾常不足，脾胃运化不及，积滞肠腑，时间久了就会化热，积热蕴结，肠道的传导功能就会失常，导致便秘。很多家长看到孩子便秘的时候就会自作主张让孩子服些泻药，虽然见效迅速，但是却会损伤孩子的肠道，甚至使得孩子出现反复便秘。

如果孩子的便秘症状并不严重，家长可以让孩子多喝些水；如果孩子的便秘症状比较重，可以让孩子服用一些消积导滞的中药，便秘症状很快就能缓解。

◈ 积食会导致头痛

有些孩子经常会说自己头痛，家长还将信将疑，这么小的孩子怎么会头痛？孩子最常出现的是前额痛，此类疼痛主要为积食导致的。前额属脾胃，两侧属肝胆，头顶属心肺，后脑属肾，孩子前额痛很可能是脾胃的问题。

◈ 积食会诱发咽炎

咽喉为肺胃之门户，孩子出现积食的时候易化火，火向上攻至咽喉，孩子就会患上咽炎。这就是为什么中医给孩子治咽喉炎时会用一些解毒利咽药，同时配合一些消积清热药，咽炎就会迅速痊愈。

◈ 积食会诱发肺炎

积食会伤脾，脾虚生痰，痰贮于肺，痰阻肺道，郁久化热、伤肺。肺炎患儿的身体状况大都不太好，这和积食时间的长短有着密切的关系。脾属土，肺属金，而土生金，长时间脾虚，则肺阴亏虚，阴虚就会生内热，子盗母气，脾就会变得更虚。脾虚生痰，郁热炼液为痰，而痰贯穿在孩子肺炎的整个过程中，是孩子患肺炎的重要原因。这就是为什么很多中医调理好孩子的脾胃之后肺炎也痊愈了。

◈ 积食会诱发盗汗

食滞肠胃，就会郁蒸化热，热蒸津液，外泄为汗。从中医的角度上说，孩子为"纯阳之体"，夜寐则阳入于阴，再加上积热内蕴，因此夜间盗汗的症状严重。

◈ 积食会导致贫血

积食会导致孩子出现脾虚，脾胃气血生化之源，因此，积食的时间过久，孩子就会出现血虚。从西医的角度上说，孩子脾胃不好，就会表现出偏食、厌食、挑食，体内的营养不均衡，久而久之就会出现贫血。因此，想要治好孩子的贫血应当从调理脾胃着手。

◈ 积食会导致惊啼

食滞于中，则气滞不行，表现出胀满腹痛，进而诱发睡眠不安。而且，积滞化热会内扰心脾，使得孩子出现惊啼不止。

◈ 积食会导致反复呼吸道感染

小儿反复呼吸感染是一种着实让父母头疼，让孩子苦恼的疾病，每次生病都要打针输液，再生病再输液，反复输液，孩子的身体状况越来越差，抵抗力越来越低。实际上，孩子反复呼吸道感染和脾胃功能障碍有着密切关系。

再者，积食会导致孩子的脾胃功能失调，进而影响孩子的肺部健康，所以，孩子在积食的时候体表稍微受寒就易出现呼吸道感染。

◈ 积食会导致经常性腹泻

有一句育儿俗语"宁可三分饥，不留一分饱"，其实这句话是有一定道理的。脾气向上走，胃气向下降，二者协调才可以确保吃下去的食物可以被正常消化、吸收、排泄。积食经常和"风寒"、"暑湿"、"湿热"之邪并存，结于胃肠，致使胃肠功能失调，出现腹泻之症。而且腹泻反复发作，很难治愈。

此时不仅不能止泻，还应当消食导滞而攻下，推荡积滞之后，积食消失，腹泻也就止住了。

◈ 积食会导致荨麻疹

孩子积滞的时间久了，就会伤害到脾胃，郁而化热，聚湿生痰。脾主肌肉四肢，此时，一方面热、痰、湿相结合，外法肌腠，易导致荨麻疹；另一方面，脾胃受损，易感外邪，此时内有积热，外有外邪，内外交攻，易郁肌腠，诱发荨麻疹等疾病。

此时，仅仅使用外用药效果是不好的，应当配合用一些消食和胃药才能从根本上治愈孩子出现的疾病。

除了上面介绍的积食可能会导致的疾病外，还有很多疾病也是积食诱发的，在此不一一介绍了。其实介绍这些只是想提醒家长们，不要让孩子吃得太多，要控制孩子的饮食，以免发生食积，诱发各种疾病，不利于孩子的健康成长。

如何才能有效防治小儿积食

前文中我们介绍了小儿积食的种种危害，家长们一定很惊讶吧，可能在看到上一节之前，你都不知道积食可能会诱发这么多种疾病。

很多家长经常担心自己的孩子会吃不饱、吃得不营养，每顿饭都像填鸭一样喂养自己的孩子，无形之中增加了宝宝的脾胃负担，损伤其脾胃，致使孩子出现消化不良，时间一久形成疳积。

当家长发现孩子胃口差，口气重，大便不畅，睡眠不安的时候就要提高警惕，孩子很可能发生了积食，那要怎么做才能有效防治积食呢？

◈ 小儿积食的正确预防

1. 让孩子养成专心吃饭的好习惯。孩子发生积食很可能是由于吃饭不专心导致的。比如，边吃饭边看电视，或边吃饭边听音乐、打闹等，这样会分散孩子的注意力，使得孩子在无形之中吃下了过多的食物或是吃下去的食物没能得到良好的消化。因此，孩子吃饭的时候家长千万不能分散孩子的注意力，让孩子专心吃饭。

2. 吃饭的时候不要责备孩子。有些家长喜欢在吃饭的时候责备孩子，这种行为是非常错误的，对于孩子来说，吃饭是摄入营养物质的过程，你在这个时候责备他，他就会很难吃下食物，即使吃下去了，也很难消化。

3. 吃饭的时候不要分散孩子的注意力。有的孩子吃饭的时候边吃边做其他事情，这时家长会打断孩子正在做的事情，让孩子继续吃饭，此时孩子会匆忙吃完饭以便继续做自己的事情，结果发生了积食。其实，我们可以在吃饭前让孩子保持安静的状态，等待吃饭，吃饭的时候也要保持安静和谐的状态，关掉电视机，拿开孩子的玩具、书本、收音机等。久而久之，孩子就会形成专心吃饭的习惯，有效避免积食的出现。

◈ 小儿积食的辅助疗法

1. 纠正喂养方式。很多家长在孩子经常胃肠不适却没有"招数"可用的时候会要求医生开些能够辅助调理孩子肠胃功能的中药。其实，药物不过是能辅助调理孩子的胃肠，真正的调养还是饮食，家长不改变喂养孩子的方式，孩子的胃肠功能是好不到哪儿去的。

孩子胃口不好的时候，千万不要硬塞饭菜给孩子吃，因为此时即使孩子吃下东西了，也很难将食物消化吸收，有的孩子甚至会把食物呕吐出来，说自己肚子疼，更加厌恶进食，严重损害孩子的胃肠功能。

此时，最佳的做法就是让孩子少吃点，给肠胃休息调整的时间。孩子在 6 个月到 1 岁之间，一定要改变临睡前喂食的习惯。

2. 简单按摩促消化

（1）捏脊法

孩子出现积食的时候，家长可以给孩子捏积，这是一种儿科常见的治疗方法，由于捏积的部位在脊椎，因而被称作"捏脊"，捏脊能够治疗多种疾病，如小儿厌食症、腹痛、呕吐、便秘、小儿脾气急躁、爱哭闹等。

具体操作：让孩子面朝下平卧，家长用双手的拇指、食指、中指捏其脊柱两侧，边捏边按，从下而上，之后从上而下，捏 3 ~ 5 遍，每天晚上捏 1 次；胸中和肚脐连线的 1/2 处是中脘穴，家长用手掌根旋转按揉孩子的这个穴位，每天按摩 2 次；足底心就是涌泉穴，家长用拇指按压涌泉穴，旋转按摩 30 ~ 50 下，每天 2 次。

（2）摩腹法

从中医的角度上说，脾经、肝经和肾精都要经过腹部，摩腹能够调节肝、脾、肾三脏的功能，让身体中的"痰、水、湿、淤"的聚积自行散开。从现代医学的角度上说，人的肠道由升结肠、横结肠、降结肠等组成，所以摩腹的过程能够促进肠道蠕动。

具体操作：四个手指并拢放到孩子的肚子上，之后轻轻盘旋按揉，先沿着顺时针的方向按揉36次，之后沿着逆时针的方向按揉9次。沿着顺时针的方向揉是清，逆时针的方向揉是补，连续揉二三十分钟即可。有益于孩子的脾胃健康。

给孩子揉腹的时候孩子的肚子可能会发出"咕咕"的叫声，不用担心，这是正常的排气过程。

（3）按摩四缝穴

四缝穴位于掌心朝上，从食指、中指、无名指、小指指尖朝下数，第二关节横纹中央，因而得名"四缝"。按摩这8个穴位要有一定的力度。

具体操作：大拇指指腹在上，食指在下，沿着孩子的小手指捏到食指，每个穴位按揉40次左右。

（4）按摩板门穴

板门穴位于孩子手掌的大鱼际上，大鱼际位于手掌正面大拇指根部，下至掌根，伸开手掌的时候明显突起处即为此穴。

具体操作：左手握住孩子的手指，右手拇指蘸滑石粉或婴儿润肤露，按揉板门穴300次左右即可。沿着顺时针或逆时针的方向按揉均可，能够有效治疗孩子积食、腹胀、食欲下降、呕吐等症。

3. 适当运动消食积

适当的运动能够促进胃肠蠕动，利于消化，如果你觉得孩子吃得有点多，不妨带着孩子外出散散步，让他和其他的小朋友玩耍一会儿，既利于孩子的身体健康，又能增进亲子感情。

4. 饮食调节，让孩子吃得"坏"一点

到了节假日，孩子很容易"管不住自己的嘴"，尤其是春节和国庆期间，家里摆出大鱼大肉，美味蛋糕，孩子怎么抵得住"诱惑"？为了孩子的健康，家长不妨反其道而行之，让孩子吃得"坏"一点。

每餐多烹调几道清淡的蔬菜和容易消化的粥汤，油炸和膨化食品就不要给孩子准备了。肉类可以适当摆一些。要让孩子定时吃三餐，最好不要依着孩子的性子买一大堆零食摆在家里，否则孩子肯定会拒绝吃饭的。

晚餐最好给孩子熬些粥，以免孩子吃得太多或太不容易消化而出现积食。即使是正在喝奶粉的孩子也应当冲得稀一些。

 # 小儿腹胀别着急，喝碗肉桂牛肉汤

通常情况下，对于已经能听懂基本言语的孩子，我在问他们哪里不舒服的时候他们都会指给我看。这样我就可以有针对性地对孩子做检查，判断孩子出现的病症。

去年夏天，有位男士领着一个两岁左右的孩子来诊所看病，孩子的脸上还有泪痕，很明显刚刚哭过，进诊所的时候还是一脸的委屈模样。我问孩子哪里不舒服，他指了指自己的肚子，我把孩子拉到跟前，用手指敲了敲孩子的肚子，发出"嘭嘭"的响声，很明显是腹胀。

腹胀可分为两种：一种是胀寒气，一种是胀食气，说白了就是一种是着凉导致的，一种是伤食导致的。

孩子着凉之后肚子胀就会拉肚子，如果你在孩子的肚子上听一听就会发现孩子的肚子里发出"咕噜咕噜"的声音，而且孩子还会肚子痛、怕冷、面色苍白。

孩子伤食之后出现肚子胀，除了大便酸臭、口气重以外，肚子里几乎没有声音，因为食物积在腹内不消化，肠道的蠕动速度过慢，此时用手摸摸孩子的肚子，还能摸到一些块状物，这些是尚未被消化掉的食物。

从中医的角度上说，寒会将腹中的气凝聚在一起，诱发腹胀、腹痛，赶走腹内寒气最有效的方法就是热法配合通气之法。

经过诊断，我断定孩子出现的是着凉导致的腹痛，我并没有给孩子开药，而是嘱咐孩子的爸爸回家之后给孩子熬点肉桂牛肉汤来喝。

肉桂牛肉汤的具体做法：取牛肉500克，肉桂10克。将牛肉洗净之后切成块状，先放到沸水中焯一下，之后和肉桂一同放入锅中，加入适量的清水炖煮至牛肉熟烂即可，出锅时调少许食盐。让孩子在空腹的时候喝一碗牛肉汤，每天喝2次，喝完后孩子放几个屁，打几个饱嗝就能赶走体内的寒气、消除腹胀了。

孩子的脾胃尚稚嫩，对食物的冷热比较敏感，食物稍冷一点就会觉得不舒服。实际上，这是气不通导致的，也就是说孩子气胀。症状较轻时，孩子会表现出稍微厌食，消化不好，这时你可以在孩子的粥里放上十几颗捣碎的萝卜籽，萝卜籽能泻火通气却不会伤脾胃。

上面提到的是实胀，接下来要介绍的是虚胀，虚胀的诱因包括：吐的时间过久，服用的泻药太多，长期积食导致严重的营养不良等。

虚胀的孩子的肚子经常胀得满满的，但是身体的其他部位却很瘦，精神状态也不是很好，吃不吃食物肚子都非常胀，对什么食物都提不起食欲，健脾才是从根本上解决这种虚胀的方法。

说到这可能有人会问，既然腹胀对孩子的影响这么大，有没有什么方法能预防腹胀呢？当然有，保护好孩子的肚脐，因为肚脐是孩子最弱的部位，可以给孩子穿一件肚兜来保护肚脐。孩子躺在婴儿床上时，室内温度相对恒定，其他部位虽然不会着凉，但是一定要在孩子的肚脐上盖个小毯子，防止孩子的肚脐着凉，出现腹泻、腹胀、消化不良、食积等症。

小儿腹泻不用愁，对症下方是关键

小儿腹泻是一种小儿常见病、多发病，其病原体包括：病毒、细菌、寄生虫、真菌等。肠道外感染、滥用抗生素会导致肠道菌群紊乱，过敏、喂养不当、气候等都会导致腹泻。从中医的角度上说，小儿腹泻包括以下几种：伤食泻，风寒泻，湿热泻，脾虚泻，脾肾阳虚泻五种，不同的证型要辨证施治。

其中，伤食泻症见脘腹胀满，腹部作痛，痛则欲泻，泻后痛减，粪便酸臭，或如同败卵，嗳气酸馊，或欲呕吐，不思饮食，夜卧不安，舌苔厚腻，或微黄。治疗时应当从消积食着手，选择一些消导之品，进而助脾胃消化，还要注意节制乳食。

风寒泻：泄泻清稀，内夹杂着泡沫，无明显的臭味，腹痛肠鸣，或兼恶寒发热，鼻塞流涕，舌苔白腻，脉浮有力。治疗时应当从祛寒化湿，采用芳香化湿之品来疏风散寒化湿。

湿热泻：泻下稀薄，水分较多，或似水注，粪便深黄而臭，或者有少许粘液，腹部有时会产生疼痛，食欲下降，或者伴随着泛恶，肢体倦怠，发热或不发热，口渴，小便短黄，舌苔黄腻。治疗时应当从清热利湿入手，采用清利药品来解表清热利湿。

脾虚泻：大便稀溏，多表现为食后作泻，色淡不臭，症状时轻时重，面色萎黄，肌肉消瘦，神疲倦怠，舌淡苔白。而且经常复发。治疗时应当从健脾止泻着手，采用健脾益气止泻的药品，进而健脾理气化湿。

脾肾阳虚：症见久泻不止，食入即泻，粪质清稀，完谷不化，或见脱肛，形寒肢冷，面色㿠白，精神萎靡，舌淡苔白，指纹淡紫。应当从温补脾肾、固涩止泻入手。

记得有一次，一位家长带着孩子来诊所看病，那个孩子的便色呈黄色，颜色浅，不成形，便溏稀，闻起来几乎没有臭味。大便不臭主要是因为吃下去的食物未经脾胃消化、吸收，在肠胃之中走了一遍就排了出来，因此脾胃虚弱的孩子的大便大都不是很臭。

孩子的妈妈告诉我，孩子反复腹泻已经持续一个月了，经常是刚吃完就上厕所，症状时轻时重。

孩子最开始出现的腹泻主要为伤食所致，属于急症，此时孩子的脾胃还不虚，但是连续腹泻一个月之后，脾胃就会逐渐变虚。此时孩子的饭量也会慢慢减少，脸色变黄，身体逐渐消瘦，经常觉得疲乏，想要改善脾虚泻，就要从健脾着手，脾健康了，腹泻也就止住了。

我嘱咐孩子的妈妈，回去之后不要强迫孩子进食，等到他想吃的时候再让他吃，否则即使强迫孩子吃下食物也是很难消化吸收的，只会让脾胃变得更虚。

此外，我还让孩子的妈妈回去之后给孩子熬点茯苓山药粥喝。具体做法：取茯苓、淮山药各 6 克，先将两味药放到捣罐中捣几下；茯苓先放到清水中泡一会儿，之后和山药一同放入锅中熬 20 分钟左右至熟烂即可。

白茯苓、淮山药都有健脾利湿之功，但是用它们熬粥不会有其他中药的浓烈气味和苦味，而且微微有些甜味，孩子很喜欢喝。

我还诊治过一个湿热腹泻的患儿，那个孩子的大便很臭，就像烂苹果的味道，他的大便性状就像蛋花汤，里面夹杂着黏液，此即为湿热泻。多数孩子腹泻都是因为身体中有湿导致的。人在夏秋季节体内的湿最重，湿气重，再加上夏季天气炎热，秋季气候干燥，易伤热，因而湿热成为这两个季节孩子腹泻最主要的诱因。

身体中的湿热交杂在一起，就形成了臭而黏腻不爽的蛋花样便。伤热腹泻的孩子还会伴随着口渴、恶心、小便黄等，主要为伤脾所致，治疗此种腹泻的关键就是化湿清热。对于此类患儿，我经常会建议回去之后喝些扁豆莲子薏米粥化湿止泻。

具体做法：扁豆、莲子、薏米各 50 克，分别淘洗干净之后一同放入锅中，开小火烹炒，炒至微黄即可。每次分别取 10 克，稍微加点小米一同熬粥，开锅之后继续煮 20 分钟即可。2 岁左右的孩子喝一小碗就可以了，稍微大点的孩子可以喝一碗半，每天早晚分别喝 1 次。用粥代替主食，连续喝上三四天，孩子的大便就会逐渐成形，腹泻也就痊愈了。

此药膳方之中的扁豆、薏米都有化湿之中，莲子能涩肠，减少大便次数的同时还可以补脾。

由此可见，腹泻的诱因不同，所选择的药膳方、治疗的方向也是不同的，家长们在关注孩子腹泻的同时还应当懂得辨别孩子出现的是何种腹泻。

还要提醒家长们注意一点，无论孩子出现的是哪种腹泻，都应当及早采取正确的方法帮孩子止泻，千万不要认为这是小病而不放在心上，因为无论哪种腹泻，时间久了都会导致孩子脱水。如果你观察到孩子的小便次数逐渐减少，嘴唇干红，哭的时候连眼泪都看不到，说明孩子脱水了，此时应当注意为孩子补足水分，水补不进去，孩子却在发热，就不要自行处理了，立即带着孩子到医院就诊。

小儿消化不良腹泻，DIY 酸奶能止泻

随着食物的多样化、物质的丰盈化，孩子可选择的食物种类越来越多，在这种情况下，家长很容易在喂养孩子的过程中"喂多"、"喂错"等，导致孩子出现消化不良性腹泻，孩子不舒服，家长干着急。

前段时间有位家长抱着个一岁多的孩子来诊所看病，孩子的妈妈说孩子反复腹泻一段时间了，吃了些妈咪爱（药），但是效果不好，所以就带着孩子来看医生了。

孩子的妈妈告诉我，孩子除了腹泻之外，还存在呕吐、腹胀、肠鸣等症，之前在医院做了化验，检查结果发现大肠杆菌呈阴性，并非肠道感染，主要病为消化不良导致的。我并没有给孩子开方，而是建议那位妈妈回去之后给孩子喝些自制酸奶，外敷莱菔子促消化。

那位妈妈说，家里倒是有酸奶机，但就是没做过。其实，酸奶的制作方法很简单：将鲜奶放入锅中，开小火煮沸之后冷却，撇去上面的奶油，连续脱脂五六次之后就不会再有奶油了，之后取一盒超市里的老酸奶，与脱脂后放到35~40℃的温热牛奶按照1：10的比例搅拌均匀，放到酸奶机里，按照说明放置一段时间即可。根据孩子的饮食基础和病情来判断究竟该给孩子吃多少，不要勉强进食，慢慢改善孩子的肠道功能。最开始可以给孩子喝半份酸奶半份鲜奶，之后慢慢增加到一份酸奶两份鲜奶，到最后给孩子喝全鲜奶。

这种方法非常适合1~2岁的患儿，但是要注意1岁以下的患儿不宜喝酸奶，否则可能会影响到孩子肠道菌群的建立。

我还嘱咐那位妈妈回去之后用莱菔子饼敷孩子的肚脐，具体操作：取干莱菔子15克，研碎之后和1枚鸡蛋搅拌均匀，放到烧好香油的锅中煎成饼，不能煎焦。每天晚上睡觉以前擦净孩子的肚脐，敷上莱菔子饼，如果莱菔子饼冷的话可以外用热水袋加热，每天晚上敷一贴，直到肚腹胀痛症状得到好转即可。

之所以给患儿推荐酸奶，是因为酸奶中的乳酸可以让蛋白质分子变小，利于婴幼儿的消化吸收，并且能够提升肠道酸度，进而抑制腐败菌繁殖，防止蛋白质发酵，减轻肠胀气，助消化、止腹泻。酸奶中富含优质蛋白质，能纠正机体长期缺乏蛋白质导致的营养不良，同时纠正消化酶紊乱，提升消化功能。经过几次脱脂之后的牛奶中的脂肪含量已经非常少，符合腹泻时减少脂肪摄入量的要求，非常适合因喂养不当而出现单纯性腹泻的患儿。

再来说说莱菔子，莱菔子有顺气消食除胀之功，能治疗腹痛、腹泻等症，但是婴幼儿直接服用恐伤及脾胃，因此选择外敷之法，药物通过热力作用渗透于脐内，能导滞消积，温经散寒，化瘀止痛。

连续采用上述方法为孩子调养两三天之后，孩子的腹泻症状就得到了显著的改善，那位妈妈非常开心，而且孩子还很爱吃 DIY 酸奶呢。

 # 小儿痢疾，几个小方见效快

小儿痢疾主要发生在夏秋季节，主要表现为腹痛，里急后重，排出黏液或脓血。主要诱因为：外受湿热疫毒之气，内伤饮食生冷，积滞于肠胃之中。证有虚实之分，应当辨证施治。

前段时间有位家长打电话对我说，自己的孩子经常上厕所没完没了，刚去完厕所没多久又去。其实，这就是中医上提到的"里急后重"，"里急"就是指肚子难受，"后重"就是指肛门处产生了下坠感，蹲下去就不想再起来，如果孩子的大便之中还有血丝，甚至是脓血，说明不是普通的腹泻，而是患上了痢疾之症，带血丝预示着是红痢，带白色黏液说明是白痢，红白相间说明是赤白痢。

实际上，普通腹泻和痢疾很容易区分，普通腹泻孩子上完厕所之后会觉得很舒服，大便多呈稀或水泻状，主要为寒、湿、积所致。而痢疾就不一样了，孩子上完厕所之后会更难受，还想泻，可是又泻不出什么，肛门处就好像有什么东西，就是不想起身。起身一看，大便中不是带有白色黏液就是掺杂着血液，要么白色黏液和血液并存。

说起痢疾，家长们不禁有些惶恐，因为痢疾是一种传染病。其实完全没有必要担心，因为痢疾来得快去得也快，家长不用给孩子服用抗痢疾药，几种简单的方法就能治好孩子的痢疾。

如果孩子出现的是红痢，就用蜂蜜拌焦山楂；如果孩子出现的是白痢，就用白糖拌焦山楂；如果孩子出现的是赤白痢，就用蜂蜜、白糖一起拌焦山楂。拌匀之后，空腹用温开水送服，每天 2 次。连续服上 3 ~ 7 天孩子的痢疾症状就痊愈了。

采用小方治疗的同时，家长们还应当注意，让孩子做好卫生工作，饭前便后要洗手，新鲜果蔬要洗净之后再让孩子吃，尤其是夏季，寄生虫、细菌繁殖迅速的季节更要做好这一点。孩子出现痢疾之后，家长要及时采取正确的方法治疗，否则耽搁的时间久了，孩子的病情就会越来越重，如果孩子痢疾时伴随着高热，再采用上述方法就没有效果了。

 # 小儿便秘,通便茶饮不可少

如果小儿的大便干硬，排便困难，就是出现了便秘。小儿便秘多与饮食不当、习惯不良而致的胃肠功能变弱有关。不能给此类患儿经常用泻药，否则会加重便秘。如果发现小儿出现了便秘症状，父母应当立即找出病因对症下药。

影响排便次数的因素包括：食物方面，水分和纤维质摄入量少，高脂肪、高蛋白食物的摄入量大；运动量少，忧郁；某些药物的副作用。

小儿患上便秘之后，粪便在肠道之中停留的时间越久就会越坚硬，排便的时候易出现肛裂、疼痛、出血，如此一来，孩子就会担心排便，久而久之形成恶性循环，长时间便秘对孩子的身体健康有着巨大的危害。那么要怎么来预防小儿便秘呢？

训练孩子养成正确的排便习惯，特别是要善于排便反射，比如饭后肠道开始蠕动，此时为最佳的排便时机；固定孩子每天排便的时间，养成良好的排便习惯；摄入足量的含高纤维的食物，如新鲜果蔬、木耳，经常给孩子熬些糙米粥喝，吃点全麦主食；养成良好的生活习惯，多运动，多喝水，不能忍便。

有的家长看到孩子排便困难的时候会给孩子买一把香蕉，因为香蕉有通便之功，但是以下几类患者是不宜多吃香蕉的：香蕉是高钾食物，肾炎患者不能多吃；香蕉性味甘寒，受伤之后肌肉疼痛的时候不能吃，感冒咳嗽者不宜吃香蕉；痛经的女孩儿行经时应当避免吃香蕉。

还有几款通便茶饮也是非常适合大便不畅的患儿饮服的：

◈ 四仁通便茶

具体做法：取甜杏仁、松子仁、大麻子仁、柏子仁各10克。一同捣碎之后放到干净的碗内，倒入500毫升开水冲泡，盖盖片刻，代茶饮用。

此茶有润肠通便之功。方中杏仁有小毒，过量食用可发生中毒，故小儿使用时，应酌情减量。婴幼儿慎用。

◈ 消胀通便茶

具体做法：取乌梅5枚，神曲0.5克，黑糖10克。先将乌梅放到热水中浸泡5分钟，之后调入黑糖和神曲搅拌均匀即可。

此茶之中的神曲是中医里的益生菌，有化水谷宿食、症结积聚，健脾暖胃之功。适合1岁以上的患儿饮服。

◈ 麦门蜂蜜饮

具体做法：取麦冬20克，生地10克，蜂蜜三大匙。将上述药材洗净之后放到开水中浸泡20分钟，喝的时候调入适量蜂蜜，搅拌均匀即可。

小儿呕吐，教你几种辨证治疗法

呕吐主要是食管、胃或肠道呈逆向蠕动而且伴随着腹肌强力痉挛、收缩，迫使食道、胃内容物由口鼻涌出。呕吐可能是个独立症状，也可能是原发病的伴随症状。仅仅是将吃下去的生、冷、腐败食物呕吐出去是胃部的正常保护功能的体现。家长在看到孩子呕吐的时候不要慌张，应当先观察孩子的病情，采取正确的方法进行护理。

有的家长看到孩子呕吐的时候会自行给孩子服用一些止吐药，但经常是药还没吃下去孩子就又吐了，有些家长甚至强行给孩子灌药，导致孩子反复吐了好几次，药没灌下去，呕吐症状却更加严重了。

家长在看到孩子呕吐的时候，先别急着给孩子灌水或吃药，先让孩子缓和1个小时，等到孩子的胃安静下来之后，再尝试着给孩子吃些稀粥烂饭，如果孩子能吃进去，就接着让孩子吃。

那么怎么来判断孩子出现的呕吐症状的轻重和寒热呢？如果孩子呕吐出来的食物没有酸菜一般的酸腐气味，说明食物在孩子的胃内停留的时间还不是太久，病情较轻，遇到此类情况，先让孩子安胃，之后给孩子喝点粥，呕吐症状就会消失。

如果孩子呕吐完后蹲在地上说肚子痛，面色苍白，并且呕吐的次数多，呕吐出的食物少，此为着凉导致的呕吐，此时可以用热水袋给孩子敷敷肚子，即可缓解孩子的腹痛；反之，如果孩子的呕吐次数少，吐出的食物却非常多，而且满脸通红，全身燥热、口渴，没吃什么辛辣食物，此多属热吐，通常发生于夏季。这两种呕吐都可以用生姜来治。

生姜不但能治疗孩子由于着凉而致的腹痛，而且它还是温中、止呕的佳品。在每片生姜上撒一层盐，之后用干净的纸包包好，包上六七层，之后用水将纸浸湿，放到小火上烤至纸快糊时就可以了。将烤好的姜研碎。

受寒导致的呕吐，可以将捣碎的生姜放到米粥中让孩子喝下去。如果孩子是由于热证而呕吐，可以将捣碎的生姜放到凉开水里面，调入适量的蜂蜜让孩子喝下去，很快就能止吐。

如果孩子只是一个劲儿地表现出作呕的反应，但是却没有呕吐出食物，此为干呕。如果孩子干呕不止，而且吐出的是黄水、胃液、清痰样的东西，说明孩子的脾胃非常虚弱，轻症可能是食积，重症可能发展成疳积。

如果孩子呕吐的时候已经精神恍惚，并且呕吐不止，说明孩子的病情已经非常严重，家长应当立即带着孩子到医院去看医生，防止孩子的病情加重。

通过上述介绍大家不难看出，孩子出现呕吐症状的诱因不同，处理的方法也是不同的，希望家长在处理孩子呕吐之前先辨别孩子出现的呕吐症状究竟是什么导致，注意辨证施治。

 # 小儿偏食了, 妈妈怎么办

过去的孩子可选择的食物种类非常少，但是孩子们吃饭的时候却狼吞虎咽，吃得很香。现在的孩子可选择的食物种类很多，但孩子却这也不吃那也不吃，零食整天不离手，有些孩子甚至因为妈妈不给买零食而不吃饭。

虽然爸爸妈妈都知道吃零食对孩子的健康不利，但也确实没有办法让孩子对自己做的食物提起兴趣，终日因为孩子偏食厌食而苦恼。

家长在烹饪菜肴的过程中添加以下几种药材有助于开胃，提升孩子的食欲：肉桂，味辛甘，性大热，入肝经、肾经和心经，有补火助阳、引火归原、散寒止痛、活血通经之功，炖汤的时候可以加入 1~3 克肉桂；八角、茴香，有开胃下食、调中止呕之功，红烧时可添加少许；生姜味辛，性温，有祛寒发表、解郁调中、开痰下食、治疗腹泻、消水肿之功，烹调菜肴的时候添加少许；桂枝味辛甘，性温，入手太阴肺经，为太阳膀胱经，有温经、通脉、发汗、解肌之功，红烧时添加 1 克左右一同烹调即可。

想要改善小儿偏食，平时还可给孩子烹调以下药膳：

◈ 山药汤丸

具体做法：取山药 50 克，白糖 90 克，糯米 500 克，胡椒粉适量。将山药打细粉，调入白糖、胡椒粉做成馅，糯米磨成汤丸粉，包馅，放到锅内煮熟即可。山药汤丸有益脾胃，助消化之功。

◈ 开胃汤

具体做法：取桂枝 1 克，炙甘草 3 克，生姜 3 片，大枣 12 颗，麦芽糖 15 克。将上述材料放入锅中，加 2 碗水煎成 1 碗，之后调入麦芽糖至其融化即可。

此汤能建立中焦运化功能。不过要注意，小儿胃肠胀气或呕吐时不宜服此汤。

◉ 山楂麦芽饮

具体做法：取山楂、炒麦芽各 10 克，红糖适量。将山楂、麦芽洗净后一同放入锅中，倒入适量清水，熬汁 100 毫升，调入红糖作为饮料让小儿喝。

此药膳有和胃消食导滞之功。适合小儿消化不良症。孩子进食的过程中，家长要注意自己的态度不能太过严厉，否则孩子可能会因此而抗拒进食，甚至会厌食，吃饭的时候千万不要催促孩子进食，否则不仅不能提升孩子的食欲，反而会引起孩子的反感，也不能因为溺爱孩子而允许孩子吃垃圾食品，不但要让孩子吃得健康，还要维护孩子的心理健康，这样才能有效纠正孩子偏食的现象。

 # 小儿胀气，好妈妈有良方

婴儿刚出生时要吃母乳或奶粉，4~6个月后开始添加辅食，在1~1.5岁断奶，之后孩子会逐渐跟大人吃一样的食物，但是很多孩子在吃过食物之后肚子鼓鼓的，胀胀的，而且总是放屁。

如果你的孩子容易胀气，最好给孩子喂不油腻、易消化的食物，同时避免吃油炸食物，味道不能太甜也不能太咸，尤其是过年过节，更要控制孩子的饮食。

此外，还可以按摩孩子的公孙穴（位于足大趾本节后一寸，内踝前凹陷中），按摩此穴能够缓解胀气，舒缓肠胃不适感。也可以摩腹，双手交叠，掌心朝向肚脐，沿着顺时针的方向画圈做圆形按压，按摩10分钟，选择在早晨刚起床时、饭后、便前或胀气不舒的时候进行按摩。

平时还可以给孩子做些能够改善孩子胀气的药膳：

◈ 萝卜木耳排骨汤

具体做法：取白萝卜1根，黑木耳、排骨各适量，生姜3片。将白萝卜洗净之后去皮，切块；黑木耳泡发后切成细丝；排骨烫过之后沥干血水；锅中倒入适量清水，先放入排骨，炖20分钟之后放入萝卜炖至软透；放入黑木耳、生姜继续煮5~10分钟，之后调入少量胡椒和盐即可。

此药膳方之中的萝卜有行气、化痰、消食之功；黑木耳中富含高纤维，有通瘀滞之功，能够治疗肠胃消化不良的积滞，有消食、助排便之功。适合 1 岁以上的患儿服食。

◈ 陈皮猪肉粥

具体做法：取瘦猪肉 50 克、陈皮 6 克、皮蛋 1 个、葱 1 根、白米 1 杯、少许食用油、少量盐。先煮好白饭，锅内倒入少量食用油，放入瘦肉、葱段翻炒，倒入适量清水，开大火至水沸后加入陈皮继续煮 2 分钟，再放入白饭、皮蛋与瘦肉丝、葱段等同煮至粥成，熟后调入适量盐即可。

此粥能改善肠胃胀气、打饱嗝、胃口差、消化不良等症，非常适合肠胃胀气、不舒服的患儿服食。

◈ 萝卜酸梅汤

具体做法：取鲜萝卜 250 克左右，洗净后切成薄片；酸梅 2 粒。二者一同放到锅中，倒入 3 碗清水煎成一碗半，过滤留汁，调入少许食盐饮用。

此汤有宽中行气，化积滞，下气生津，清热化痰之功。适合饮食积滞或进食过饱而致的胸闷，烧心，腹胀，胁痛，烦躁，气逆等症。

 # 小儿肠胃炎，调养有方炎症消

肠胃炎患儿的舌苔多厚腻，主要为湿热之毒引发的，治疗时应当采取清热、利湿、解毒等方法，帮助孩子迅速恢复到健康的状态。医生多会给此类患儿开芳香开窍、淡渗利湿、消炎解毒之品，帮助患儿改善原本湿热的状态。

患急性肠胃炎的患儿会上吐下泻，此时很多家长会给孩子用止泻药或止吐药，岂不知这种做法是不正确的。因为孩子很可能是由于吃下了不洁之品才导致的上吐下泻，这种症状只是自身保卫机制的体现，此时急于止吐止泻，疾病就会更深入、长时间停留在身体之中。

实际上，我们完全可以利用生活中的常见食材来改善孩子的胃肠不适，如绿豆、稻米，闲暇的时候给孩子熬些米粥或者绿豆汤，能够有效缓解孩子的胃肠不适症。

如果孩子的肠胃炎不严重，家长可以给孩子熬点绿豆汤，不过切记不能熬的太烂，也不要加糖，因为绿豆皮有清热之功，煮得太烂就不能充分发挥其功效了。稻米生长在水田里，可以治疗水湿之痰，除烦清热、利小便、去湿热、除烦渴，对于轻微的胃肠道不适非常有效。如果患儿由于吃坏肚子而腹泻，家长也可以让孩子喝些绿豆汤或米汤，如果孩子的大便不成形，可以让孩子吃些苹果，不过不能喝苹果汁。

已经患上肠胃炎的孩子应当注意，日常饮食中少吃脂肪和纤维含量高的食物，因为此类食物不仅不容易被消化，其滑肠作用还会加重腹泻，所以患儿不能吃油炸、油煎、高纤维食物，可以让孩子吃些细挂面、馄饨、嫩菜叶、蛋、豆制品、鱼类、虾类等，让肠道得到一定的休息。

慢性肠胃炎患儿如果伴随着脱水现象，家长可以让患儿喝些淡盐水、菜汤、米汤、果汁、米粥等，进而补充水分、盐、维生素。

如果患儿排气、肠鸣过强，要注意少吃蔗糖和产气发酵食物，如土豆、白萝卜、南瓜、牛奶、豆类等。

慢性肠胃炎患儿大都身体虚弱，抗病能力较差，所以生活中更要规范饮食，少吃生冷、坚硬、变质食物，避免吃辛辣刺激之品。

 # 小儿长口疮，吃点"果蔬餐"

外甥女小的时候，爸爸妈妈对她疼爱有加，有一次过年，外甥女住在我家里，吃了不少肥甘味厚之品。外甥女很喜欢吃瘦肉，尤其是炖煮的那种，有时候我把青菜夹到她的碗里，她还会用筷子把它夹出来放到妈妈的碗里，妈妈也就笑呵呵地接过去，说："孩子还小，长身体呢，多吃点肉没事的。"

谁知没过几天，外甥女的嘴里就长了口疮，整个舌头都是红的，而且舌苔变少，舌头上长出很多小红点和一两小块溃疡，口气很重。当时我正在诊所忙着，已经好几天没回家了，看着自己的小外孙女难受得茶不思饭不想，爸爸妈妈很着急，干脆带着外甥女到了我的诊所。看到外甥女的时候，这丫头正噘着嘴，我问她哪里不舒服，她指了指嘴，除了这些外在的症状，妈妈还告诉我，外甥女已经好几天没有排大便了，小便也发黄。

我告诉爸妈孩子没事，让他们别着急，之后我从药厨里抓出一把金银花和大青叶，嘱咐他们回去之后给孩子泡水喝，就像泡茶那样泡，不用放太多，泡至稍微发苦即可。泡好之后让孩子用它漱口，每天漱六七次。此外，每天上午给孩子吃半根黄瓜，下午给孩子吃 1 根香蕉。要注意一点，黄瓜和香蕉都要在饭后 2 小时吃。

从外甥女回家之后，我几乎每天都会打电话询问外甥女的状况，大概一个星期之后，外甥女就恢复到了以往的活泼，口疮痊愈了，大便畅通了，小便也正常了。不过我嘱咐爸妈，不能像之前那样让孩子吃肉了，尽量让孩子多吃些蔬菜，午睡之后给孩子吃些新鲜的水果。

大青叶、金银花都有清热、解毒的作用，但是让孩子直接喝下去会损伤孩子的脾胃，因此只能通过漱口的方式给孩子治标。给孩子吃黄瓜、香蕉就是在清孩子的脾经之火，泻脏腑之热。香蕉性凉，可清热解毒，通大便，而且归脾胃经，也就擅长清这两经之火。而黄瓜有除热利水、解毒之功，不管是哪个年龄段的人，上火或者小便发黄，吃两根生黄瓜，小便就能迅速恢复正常。

那么为什么强调饭后 2 小时吃黄瓜和香蕉呢？实际上，这样做为的是充分发挥食物的功效。饭后 2 小时时胃基本已经排空，此时吃些性凉而且能清热解毒的药食可以涤荡肠胃、清热解毒。

鸡内金助消化，但不能随意让孩子吃

提起鸡内金，我们首先想到的就是它的助消化功效。的确，鸡内金归脾、胃、小肠经，有健胃消食之功，能够治疗食积不消、小儿疳积等症。但是你知道吗？家长随意让孩子服用鸡内金是不利于孩子的身体健康的。

很多家庭中都备有鸡内金，甚至将鸡内金当成健脾药让孩子服用，可是没想到到最后却吃坏了孩子的身体。

前一阵子，有个朋友带着自己的小孙子来诊所看病，朋友告诉我，自己的小孙子在上学之前饮食一直很正常，定时定量，但是上幼儿园一段时间之后，孩子就出现了消化不良，变得不愿意吃饭。朋友想起鸡内金能促消化，就给孩子买了些鸡内金的成药，一开始服用效果还是不错的，所以朋友就多买了些放在家中，只要孩子不爱吃饭，朋友就会拿出鸡内金让孩子吃，之后养成了习惯，鸡内金成了孩子的常服药。

最开始只是偶尔给孩子服一次鸡内金，但是之后孩子发生伤食的次数越来越多，本来一个月只吃一两次，但是现在一个月要吃好几次，虽然孩子不消化的症状得到了改善，但是孩子的身体状况却不好了，消化能力越来越差，稍微吃些油腻的食物就会消化不良，身体一天天消瘦。直到现在，孩子服用鸡内金也不能改善消化不良的症状了，她才想起带孩子来看医生。

我摸了摸孩子的肚子，没有发胀的感觉，很软；又让孩子张开嘴看了看他的舌苔，不厚，而且有些偏薄。朋友告诉我，孩子的大便正常，每天排便 1~2 次，大便不干不稀。由此可见，孩子的体内不存在积食。孩子的舌苔偏薄，说明孩子的尾气不足。从西医的角度上说，只有在食物的刺激下，胃才可以正常分泌胃液以充分发挥自身的消化功能，可是朋友经常给孩子服鸡内金，"抢走"了本该胃"干的活儿"，胃自然不能正常工作了。

而且，鸡内金是专门消积滞的药，适合孩子胃中有积滞的时候用，而且不能多用，否则会伤及胃的健康。

中医在给孩子治病的同时还会注重保护孩子的脾胃，因为孩子的脾胃本就稚嫩，很容易受伤。孩子偶尔的消化不良并不会对孩子的身体健康产生什么大的影响，反而是家长轻易给孩子服用消食药伤害了孩子的脾胃。

之后，朋友不再轻易给小孙子服用鸡内金，一段时间之后，偶然的一次上街碰到了朋友，我问起小孙子的近况，朋友开心地告诉我，如今小孙子的胃口已经逐渐好转，虽然这几个月都没有给他吃过鸡内金，但是孩子出现消化不良的次数越来越少了。

偏食、厌食、营养不良，捏脊一招吃饭香

从孩子呱呱坠地那一刻起，他就知道找奶吃，可以说，吃是孩子的天性，也是本能，所以孩子小的时候看到各种食物都想吃一口，甚至有些孩子在闻到橡皮或猫粮狗粮的香味时也会忍不住咬上一口。也正是因为孩子对什么都好奇，看到什么食物都想吃，所以很容易积食。

但还有一类孩子，他们看到什么都不想吃，没有食欲，身形消瘦，面有菜色。家庭条件不是不好，美味佳肴也不是没摆在桌上，可就是提不起他们的食欲，甚至因为长时间不吃饭而患上了营养不良。

记得有一次，一位30岁左右的年轻妈妈带着个四岁的孩子来到诊所，孩子的精神状态不是很好，面色发黄，消瘦，老是贴在妈妈的身上。孩子的妈妈告诉我，孩子很挑食，在家里这也不吃那也不吃，现在上学了，因

为挑食，孩子经常吃不饱，眼见得孩子一天天消瘦下去，妈妈的心里非常着急，就带着孩子过来看看究竟是怎么回事。

其实，从孩子一进门我就看出他是营养不良，因为那个孩子面色发黄，身形消瘦，头发稀少。脾胃是仓廪之官，后天之本，津液气血和精气的生化之源。若孩子脾胃虚弱，吸收食物的能力就会下降，表现出五脏失养、阴阳失衡，时间一久，五脏六腑缺乏后天水谷精微之冲养，就会气血不足，表现出面色土黄。

面色土黄的孩子多数懒动、偏食、厌食、大便不调等，治疗时应当从健脾益胃、消积导滞着手。我并没有给那个孩子开药，而是给他的妈妈推荐了捏脊的方法，让她回去之后如法操作。

具体做法：让孩子趴在床上，背部保持平直放松的状态，家长站到孩子的后方，双手的中指、无名指、小指握成半拳状，食指半屈，双手食指中节靠在拇指侧面，抵住孩子的尾椎骨；大拇指和食指相对，向上捏起皮肤，同时向上捻动。双手交替，沿着脊柱两侧从长强穴（肛门后上 3~5 厘米处）向上，一边捏一边放，推到大椎穴即为捏脊一遍。每天捏 5~9 次。

脊柱上和脊柱部分别为人体督脉和太阳膀胱经，捏脊能督一身之气，调理脏腑，疏通经络，能够有效改善孩子的厌食之症。

一段时间之后，孩子的妈妈带着孩子前来复诊，一进门，我就发现孩子的面色好多了，看起来比上一次水灵很多。孩子的妈妈说孩子现在吃饭香多了，母子俩是特意过来感谢我的。

 # 推推脾经，让你的孩子茁壮成长

脾属土，是气血生化之源，脾功能差，那么吃下去的食物就不能顺利转化成气血输送到全身各处，人体的各部分机能也就不能正常运转，出现问题。

同样，脾虚也会影响到孩子的身体健康。脾和胃互为表里，脾不好，胃也会受影响。所以我们经常会听到"脾胃虚弱"这个词语，二者经常同时出现。

脾胃虚弱，孩子的营养吸收就会成问题，比同龄的孩子矮上几厘米，体重比较轻，发育比较晚，就连精神状态和语速也不如其他孩子好。

脾属土，肺属金，而土生金，脾土不好，肺金就会受影响。我们可以回想一下，脾胃不好的孩子的抵抗力也是比较差的，尤其容易感冒、发烧、咳嗽，天气稍微转凉就会发病。

脾是后天之本，而肾是先天之本，先天生后天，后天养先天。肾藏精生髓，因此，脾胃虚弱的孩子一般精气神比较差，不爱动。

很多家长看到别人家的孩子苗壮成长就开始着急，自己的孩子怎么都不长呢？也不怎么合群，目光呆滞，一看中医才知道自己的孩子脾胃虚弱。

对于脾胃虚弱的孩子，我通常会嘱咐其家长每天为孩子推拿脾经，每天只需花上几分钟的时间，就能将孩子的脾胃调养得好好的，促进孩子苗壮成长。

推脾经可以分成补脾经、清脾经、推脾经三种，分别为家长们详细地介绍一下：

◈ 补脾经

如果孩子因为脾虚而出现以下症状：面色萎黄无华，身体倦乏，形体偏瘦，厌食或拒食，或稍微多吃些食物大便中就夹杂着不消化残渣，大便不成形，容易出汗，经常感冒等。就可以每天通过补脾经的方法补养孩子的身体。

方法1：让孩子的大拇指自然伸直，之后沿着拇指桡侧边缘从远端向着掌根的方向直推，此即为补，被称为补脾经。

方法2：推大拇指末节上的螺纹面，即脾经穴，可以抓住孩子的小手，用大拇指进行旋推，共推150~300次。

◈ 清脾经

让孩子的大拇指自然伸直，沿着掌根一直推到指尖。不过孩子的脾胃发育尚不完善，因此一般不建议家长给孩子清脾经。

◈ 推脾经

如果孩子采用补脾法之后，身体已经恢复到了健康的状态，此时就可以采用推脾法了。这种方法就是将补脾经和清脾经结合起来，来回推 100～300 次，有助于促进孩子消化的过程。

按摩足三里，燥化脾湿，升发胃气

《灵枢》上有云："邪在脾胃，则病肌肉痛，阳气有余，阴气不足，则热中善饥；阳气不足，阴气有余，则寒中肠鸣腹痛。阴阳俱有余，若俱不足，则有寒有热。皆调于足三里。"民间还有句俗语叫"揉揉足三里，胜吃老母鸡"。通过这些论述我们不难看出，调理身体可是少不了足三里的。

记得有一次，一位年轻的妈妈抱着个三四岁的孩子来到诊所，她告诉我，自己的孩子体质很差，三天两头生病，养活这个孩子可是费了不少精力，自己也辞了工作在家做全职太太，她问我有没有什么方法可以提升孩子的身体素质。

我想了想，对她说："按摩足三里吧。"孩子的妈妈直愣愣地看着我，似乎没听明白是什么意思，我给她做了详细的解释。

足三里是足阳明胃经上的主要穴位，有调理脾胃、补中益气、通经活络、疏风化湿、扶正祛邪之功。现代医学实践结果表明，针刺或艾灸足三里穴能够让胃肠蠕动更加有力，更有规律，而且能够提高多种酶的活性，提升食欲，促进消化；神经系统方面，能够促进细胞机能的修复，提高大脑皮层细胞的工作能力；循环系统、血液系统方面，能够改善心功能，调节心律，增加红细胞、白细胞和血色素等；内分泌系统方面，可以双向良性调节垂体－肾上腺皮质功能。

之后我又给那位妈妈演示了一下足三里穴的具体按摩方法：将双手拇指的指腹放到孩子的腿部两侧的足三里穴上，保持在让皮肤凹陷 2～3 毫米的位置，左手逆时针，右手顺时针旋转按揉 2~3 分钟，每分钟按摩 80~100 次。

那位妈妈回去之后连续给孩子按摩足三里穴半年左右，孩子生病的次数就减少了很多，身体素质显著提高。把孩子放心地送到了幼儿园，她也继续从事自己之前的工作。

提升孩子的体质，试试三仙护宝贴

大量实验表明，儿童期为孩子体质成长的关键时期，对孩子未来的身体健康来说有着重要意义。中国的家长在惊叹国外的孩子"皮实"的同时也在担忧着自己孩子的"弱不禁风"，这和家长们长期以来忽视对孩子的体质培养有着重要的关系。

生活中有很大一部分的儿童体质偏弱，这些孩子中，有些是先天体质弱，有些是后天喂养不当、营养不均衡而导致体质弱。但不管是哪种原因导致孩子的体质变差，家长都希望能够通过适当的方法增强孩子的体质，让自己的孩子拥有健康的身体，能够茁壮成长。

对于此类家长，我通常会给他们推荐三仙护宝贴。三仙护宝贴的主要成分是焦神曲、焦山楂、焦麦芽各 10 克，将三者研磨成粉，加入 1 克人工牛黄粉。拌匀之后将其分成三等份，将其中的一份放到干净的玻璃杯内，另外两份包好备用。之后取 1 块医用凡士林，板栗大小，6 克左右，与焦三仙用铁勺搅拌均匀。搅拌到差不多均匀的时候将黑药膏放到一次性的袋子内，之后用手隔着袋子揉捏，用手将其捏成 1 厘米厚、硬币大小的饼状，之后贴到孩子的肚脐上面，外面盖一层纱布，用胶布将其固定好。孩子的皮肤比较娇嫩，所以最好购买防过敏的一次性纸胶布。也可以用外科包外伤用的一次性头套固定药饼。每次贴 1 天，隔天换 1 次，连续使用 4~7 天。

最开始体质较弱的孩子会表现出轻微腹泻，此时家长可以适当减少牛黄的用量；而身形较胖，经常上火、便秘的孩子，应适当增加牛黄的量，不过最多不要超过 2 克，否则会损害孩子的身体健康。

脾胃比较弱而又食欲不佳的孩子连续贴敷四五天之后，孩子的胃口即可得到逐步改善。如果你仔细观察就会发现孩子的舌苔从原来的无苔或厚苔慢慢变成薄白苔，说明孩子的胃气正在逐渐恢复，孩子脾中的湿正在逐渐被祛除，孩子的食欲自然大升。

有的孩子经常上火，牙龈肿痛，家长连续给孩子贴几天三仙护宝贴之后，上述症状就能得到改善，而且不易复发；有些孩子经常流鼻血，眼睛长睑腺炎，或是患上结膜炎，贴过几次三仙护宝贴之后，疾病即可迅速痊愈。并且，此贴对于小儿口臭、精神不振等均有疗效。

经过炒制的焦三仙性温，贴在孩子的肚脐上能够护脐、健脾，还可以避免脐部受风、寒、湿的侵扰；牛黄可以开"脐窍"，清除脏腑之中的热气，祛除孩子身体之中的邪毒。肚脐内通脏腑，因此药效能够通过肚脐达到五脏六腑之中。

不过提醒大家注意一点，给孩子贴完肚脐之后，要擦拭掉孩子肚脐之中的残留药物，擦拭的时候要用温水，水不可过烫，防止伤及孩子的皮肤，也不可以用冷水，否则孩子本就脐虚，寒气等外邪很容易经此处进入到腹内，诱发腹痛、腹泻。

除了通过给孩子贴三仙护宝贴增强孩子的体质之外，家长们还应当注意从以下几方面提升孩子的体质：从小让孩子养成不挑食、不厌食，早睡早起的好习惯；不要让孩子一次进食太多，零食有度；让孩子养成良好的卫生习惯，吃饭以前一定要洗手，不能因为一时的懒惰而不洗手就吃东西；多让孩子做户外运动，以提升孩子的身体素质；危险物品尽量放在孩子看不到的地方，或者对孩子进行相关的安全知识的讲解，以免孩子误伤自己；到了相应的阶段时，家长应当注意合理安排孩子的饮食，增加孩子的饮食营养。

肺脏调养：

护肺良方，无病小儿安眠好食

　　"肺为娇脏"，小儿的肺就更加娇嫩了。孩子每一次的呼吸都相当于将外界那些原本和身体没有交集的空气吸入体内，肺在接受这些空气的时候无异于在接受"异己"，在这种情况下，肺很容易出状况。家长只有护好孩子的肺，才能让孩子远离肺炎、咳嗽、吐痰等症。

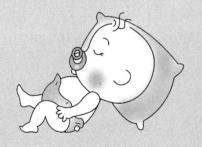
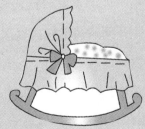
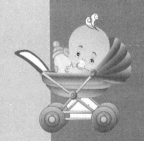

小儿肺病, 擦背拍胸养好肺

现在的孩子娇生惯养, 身体很容易受外邪的侵袭, 再加上环境的日益恶化, 尤其是生活在大城市的孩子, 每天要生活在高污染的空气环境中, 肺部健康真的难以保证。

朵朵是老家邻居张阿姨的孙女, 朵朵从小和奶奶生活在一起, 直到三岁半才跟着妈妈到了大城市中。妈妈原本以为到了大城市无论是饮水还是居住环境都比农村好得多, 朵朵一定会更加健康快乐, 可是却没想到, 自从和妈妈回到城里之后, 朵朵经常生病, 之后患上了支气管炎和肺炎, 虽然每次都能治愈, 但是过不了多久病情又会复发。眼看着孩子难受的模样、消瘦的小脸, 妈妈的心里很是难过。再后来, 打针吃药已经不能缓解孩子的病情, 妈妈只有听取医生的建议给孩子输液。

但是后来新闻和媒体曝光了输液对人体的危害, 妈妈一看不禁大惊失色, 刚好朵朵的肺炎又复发了, 究竟该怎么办, 后来在张阿姨的建议下来到诊所。

孩子的妈妈说, 孩子的肺炎症状已经控制住了, 只是身体还很虚弱, 偶尔有一两声的咳嗽。我问朵朵的妈妈这次是怎么治的, 她告诉我, 因为急着让孩子止咳, 所以和往常一样用了抗生素。

我摇了摇头对朵朵的妈妈说: "不能再继续用抗生素了, 不然朵朵会越来越虚的。"我嘱咐朵朵的妈妈, 日后带着孩子出门最好让孩子戴上口罩, 多带孩子到空气好的地方玩耍, 平时督促孩子多锻炼, 体质上去了, 免疫力就会提高, 自然也就不那么容易生病了。但是这会儿孩子的身体还比较虚弱, 不能过量运动, 可以每天回去之后给孩子擦背拍胸。

擦后背的具体操作：用手或湿毛巾擦后背的胸椎，每次擦至皮肤发红。擦后背能辅助治疗各种肺部疾病。背为督脉之所，脊柱两旁的足太阳膀胱经和五脏六腑之间有着密切的关系，经常擦背、捶背是一种机械刺激，能提升经络之经气，疏通经络，促进气血流通，调节交感和副交感神经的抑制作用、兴奋功能。研究表明，人的背部分布着很多"沉睡"的免疫细胞，通过捶擦能够让这些细胞"醒"过来，激活其功能，进而提升机体免疫力。

擦后背只是为了刺激相应穴位，是简化的穴位按摩法，可以用手指重点按揉孩子背后的肺俞穴，每次按2分钟，可以调理肺气、补虚损、止咳。按摩的时候应当注意一点，孩子的皮肤比较娇嫩，所以按摩的力度要轻柔，最好沾点盐粒，效果更佳。

肺俞穴为足太阳膀胱经俞穴，膀胱经主身体之表，有卫外御邪之功，并且肺俞穴还是肺经气输注背部之腧穴，能调补肺气。

俞穴位于背部第三胸椎棘突旁开1.5寸处，取穴的时候让孩子低头，脖子后面正中有2个骨性突起，下面为第七颈椎棘突，向下数四个这样的突起即为第三胸椎棘突，此处向两边水平1.5寸处即为肺俞穴。家长可以给孩子按摩此穴，每次按摩10分钟左右。

除了擦后背，家长还可以拍拍孩子的前胸：用虚掌轻扣轻拍胸部正中间的胸骨，每次拍3~5下，停10秒后再拍，每天拍3~5分钟即可。

前胸为人体阴气汇集的地方，拍前胸不但能宽中理气、活血化瘀，还可以提升心肺功能，调节胸腺应激系统，让"休眠"的胸腺细胞处在活跃状态，并且让体液系统产生各种激素，作用在各个器官组织，提升机体免疫功能。

拍胸骨的过程中可以顺便刺激膻中穴（位于两乳头中点）、天突穴（位于喉咙下面，两锁骨中间凹陷处），也可以重点刺激这两个穴位。

膻中穴的按摩方法：将掌根贴到孩子的膻中穴上，旋转揉动 20～30 次，之后换另外一只手按相同的方法按摩。天突穴的按摩方法：用中指指端按摩天突穴 10 次，力度不能太大，否则会导致咳嗽。

膻中穴为脏腑之气汇集的地方，因此膻中穴又被称作气会，凡是和气有关的病，如气虚、气急瘀滞等都可以通过按摩膻中穴来改善，能宽胸利肺，理气通络。

天突穴为任脉之腧穴，位于胸腔上面的喉头上，相当于肺和气相通的通道，清气由此处进入肺内，浊气由此处呼出去，治肺病的时候通常会找此穴。用天突穴通痰、导气的效果是非常好的，并且经常按摩此穴能止咳化痰、清咽利喉。

张阿姨的儿媳回去之后按照我教给她的方法给朵朵调养了半年左右，朵朵的发病次数明显减少。

 # 小儿肺热，父母要怎么办才好

小儿肺热多为外感风邪，入肺化热，或内热素盛，灼伤肺金导致的。实际上，邪热炽盛，正气未衰，正邪交争，就会呈现出里热实证之象，病位在肺，经常发生在小儿咳嗽、肺炎咳嗽等疾病中。

很多年轻的父母带孩子的时候总是将孩子裹得严严实实的，总是担心孩子会着凉，到最后孩子虽然没着凉，可却伤热了，身上长出很多痱子，出现干咳的症状，有的孩子甚至患上了咳喘。这时家长着急地带着孩子去看医生就会被医生告知："以后少给孩子穿点衣服！"

把孩子捂出一身痱子似乎是每个家长都做过的事情，爱子之心人皆有之，但是爱到伤害的地步应该不是家长们想看到的结果。孩子的皮肤娇嫩，捂出一身痱子之后会很痒，抓痒时容易将其抓破，进而引发感染。

有的时候，我看到家长们用小被捂着长了痱子的孩子来到诊所的时候都觉得可怜，孩子已经长了痱子，说明他太热了，再加上这类孩子大都眼角生眵（也就是眼屎），说明孩子的上火症状已经非常明显了。皮肤的好坏由肺决定，因此，有肺热的孩子不仅会表现出干咳，还会长痱子。

所以，家长看到孩子眼角生眵的时候就要明白：孩子上火了，该给孩子减衣被了，千万不要等到孩子长出痱子或是患上肺热、干咳之后才去着急。

家长还可以通过感受孩子耳朵的冷热来判断孩子是否上火。正常的情况下，孩子的耳朵应该是温的或稍凉，孩子的耳朵很热的时候一定是伤热上火了，痱子、干咳等症也会找上来。孩子的耳朵发烫的时候肯定是发烧，此时家长应当提高警惕，因为孩子很可能患上了急性肺炎，应当及时送到医院进行诊治。

孩子肺生热早期，也就是目生眵或耳朵发热时不用吃药，也不用着急看医生，家长可以取棉签蘸些医用生理盐水擦拭孩子的鼻孔，每天擦 2 ~ 5 次，能够泻肺热。连续擦几天，孩子眼角的眵消退了，身上的痱子也逐渐消失。

鼻为肺之窍，通肺脏，给孩子涂鼻的时候，清凉之气就会达到肺里，泻肺热、除痱子。现代医学中，很多咳喘病的吸入法就是依据这个原理。

这里提醒大家注意一点，一定要用棉签蘸生理盐水，这样的效果最佳，而且安全、卫生。千万不要直接用毛巾擦孩子的眼睛，毛巾的纤维比较大，很容易把孩子的眼睛擦得红肿。擦的时候也不能太用力，更不能擦的太深，轻轻沾一下，稍微一转即可。每天擦几次即可泻肺热。

小儿扁桃体炎，对症治疗是关键

很多家长会发现，带孩子去诊所看病的时候，医生通常会把孩子叫到跟前，让孩子张大嘴巴，之后用压舌板压住孩子的舌头，看看孩子的扁桃体是否肿大，是否存在充血、化脓，以此判断孩子的病情轻重。

其实，父母们在家也能看孩子的扁桃体是否存在肿大。将吃饭用的勺子的勺柄用酒精消过毒之后，用勺柄压住孩子的舌头即可看清孩子的扁桃体。

正常情况下，孩子的扁桃体藏在咽喉两侧窝中不出来，颜色粉中带点红；可一旦扁桃体发炎，它就会从窝中"跳"出来，呈暗红色或紫红色，如果上面还出现了白色的斑点，即为扁桃体化脓，症状更加严重。

扁桃体发炎多为肺热导致的，扁桃体位于人体上端，而肺位于呼吸道最下端，肺热向上烤炙扁桃体，之后扁桃体发生充血、肿大，甚至出现溃疡。此时孩子会表现出咽干、疼痛、吞咽困难等。

知道病因之后，接下来要做的就是祛除肺热。清肺热主要有两种方法：外清法，内清法。年龄小的孩子肺伤热主要是由于他不懂得冷暖自调，穿了太多的衣服所致。

到了夏季，天气炎热，孩子的肺内也会伤热；冬季着凉了，孩子最开始伤寒，之后就会化热，孩子不像大人转变得那么快，因此风寒、风热都易诱发小儿扁桃体炎，不过防治得当还是能有效改善病情的。

通常情况下，体质好的孩子咽痛、扁桃体肿大主要为实火所致，因为这类孩子的饮食无度，大鱼大肉吃得太多了，家长只要管住孩子的嘴，让孩子多吃些凉性水果就可以了。

有的孩子扁桃体炎反复发作和其体质有着密切关系，此类孩子的身体中也有火，不过是虚火，可就是这样的温火同样会将孩子的扁桃体"烤"得肿大，而且不容易消退。

很多家长自行为扁桃体炎患儿用药的时候会选择消炎药、清热药、解毒药、泻火药等，实际上，这些做法都是不正确的，因为体弱的孩子身体本就处在阴虚的状态，用这些药很容易伤害孩子的身体，服的太多还会让孩子越来越虚，越来越容易被疾病找上。

一般来说，扁桃体患儿应该浑身发热，而体质虚弱的孩子却会流清鼻涕，面色发白、无血色，四肢冰冷，年龄稍小一点的婴幼儿的脉络已过风关，身体健壮的孩子的脉络呈血红色，阴虚的孩子呈青紫色。治疗此类患儿出现的扁桃体炎应当从养阴着手。

从中医的角度上说，生津才可养阴，麦冬就是非常好的生津养阴之品，对于阴虚的患儿，家长可以取 10 克麦冬直接放到清水中浸泡半小时，之后煮沸，继续用小火煮 20 分钟，过滤留汁，用煮好的麦冬水熬糯米粥让孩子喝下，注意不能熬得太稠。每天早、晚分别让孩子喝一次，冬天连续喝 1 个月，夏天连续喝 2 个月，根据孩子的大小决定孩子的进食量。连续喝上一段时间你就会发现，之前反复发作的扁桃体炎"销声匿迹"了。

小儿咳嗽，辨清寒热再用方

小儿咳嗽是一种常见症状。任何病因导致的呼吸道的急、慢性炎症都会导致咳嗽，可以根据病程将其分成急性咳嗽、亚急性咳嗽、慢性咳嗽三种。从中医的角度来说，咳嗽可以分为风寒和风热两种，这两种虽然都是咳嗽，但治疗起来的差异非常大。

记得有一次，一位家长带着孩子来诊所看病，她告诉我，自己的孩子昨天因为忘记带伞而淋了雨，回来之后就开始喊冷，出现了咳嗽、流清鼻涕，而且稍微有些发热，浑身不舒服。孩子还咳出了稀痰，于是她就给孩子熬起梨汤，可是孩子喝过梨汤之后，症状反而变得更加严重。

我嘱咐孩子的妈妈回去之后千万不要给孩子熬什么梨汤了，而是应该给孩子熬上一碗生姜红糖水，让孩子发发汗，如果明天仍然咳嗽不止再过来复诊。

第二天孩子的妈妈就打电话给我，她开心地说孩子的咳嗽症状已经痊愈了，只是她有些不明白为什么梨水不能改善孩子的咳嗽症状，生姜红糖水却可以？

这个孩子是因为淋雨而出现的咳嗽，表现出了怕冷，流清鼻涕，痰液清稀等症，也就是说他出现的是风寒咳嗽，风寒伤肺，肺气不宣。既然是着凉所致，就应当发汗，而梨有清热、化痰、生津、润燥之功，因此用它治疗风寒咳嗽不仅不管用，还可能会加重症状。而生姜红糖水刚好能发汗。

体表是人体的第一道防线，人感到热的时候，汗孔会发汗，热会随着汗液排出体外，能够有效避免伤热。咳嗽也是一样的道理，全身的皮肤如同肺的外衣，可以确保肺气的正常出入，衣服穿少了，人着凉了，肺气就会不畅，表现出咳嗽、生痰，此时想要将寒气引起的咳嗽赶出去，最好的方法就是将寒气"宣"出去，此处的"宣"即发汗之意。对应的是肺之宣发、肃降功能，通过温热助肺的方式将身体中的寒气祛除出去，这样疾病自然能够痊愈。

如果孩子出现的是风热咳嗽，选择梨水效果还是不错的。所以，在孩子出现咳嗽症状时，先不要急着试用自己知道的那几个方剂，而是要知道孩子出现的是什么类型的咳嗽，对症用方，否则用反方剂，反而会加重孩子的咳嗽症状。

风寒咳嗽流出的是清鼻涕，风热咳嗽流出的是脓鼻涕，甚至没有鼻涕，鼻子发干。伤寒之后，孩子的面色会惨白；而伤热后，面色通红。风寒咳嗽咳出的痰液清稀，而风热咳嗽咳出的痰液黄稠带腥味。

风热咳嗽主要发生在夏秋季节，此时天气炎热、气候干燥，燥、热之邪最容易伤及肺脏。孩子的病情转变得比较快，最开始虽然是风寒而致的咳嗽，但是过不了几天，鼻涕就会从清稀变黏稠，痰液也会从清痰变成黄痰，此即为风寒入里化热而致。因此，不及时治疗孩子出现的风寒咳嗽，它就会转变成风热咳嗽，此时可以给孩子喝些梨水，不过要辨清病情。

药膳方都不能随意用，止咳药就更要慎用了。很多家长看到孩子出现了咳嗽的症状，赶忙到药店买来止咳药让孩子服用，也不管孩子出现的是风寒咳嗽还是风热咳嗽，结果孩子越吃病情越重，到最后不得不到医院就诊。

 # 小儿感冒，辨证选择调治之方

看电视、听广播或看报纸的时候，我们经常会听到或看到这样的话语"包治百病"，真的有"全能"的药吗？到目前为止，世界上尚未发现能"包治百病"的药，即使是感冒这一种病都没有一种感冒药可以治愈所有类型的感冒。

感冒的种类很多，其中，风寒感冒是最常见的感冒种类，多数家长都可以辨别出来，看到孩子流鼻涕、怕冷、发热、头痛、不出汗，就知道孩子是着凉了，此时给孩子吃点感冒药就行了。家长还可以取葱白、萝卜、生姜各少许放到锅中，加适量清水炖汁，将熟时调入适量红糖给孩子喂服，每天服四五次，连续喝上 2 天，孩子的流鼻涕症状就会消失。

可如果孩子发烧、头痛、鼻塞，而且流稠涕，满脸通红、口干、一个劲地要喝水，舌苔呈黄色，舌体通红，此即为热证，就是我们平时所说的风热感冒。热伤津，汗即津液，此时再服用感冒药发汗，津液就会过度流失，加重病情。

炎热的夏季感冒会表现出头晕、头痛、鼻塞、胃肠不适，出现恶心，呕吐、腹泻、食欲不振等症，小便发黄、舌苔黄腻，此即为暑湿感冒。

出现的是风寒感冒，可以喝点姜汤来发汗；出现的是风热感冒，可以泡点薄荷菊花茶驱赶身体中的热；出现的是暑湿感冒，可以喝点绿豆粥祛除身体中的暑湿。

还有一种感冒叫流行性感冒，它的传染性非常强，很快身边的人就会被传染上。此类感冒来势凶猛，最开始发高烧，体温高达 39～40℃，并且发病之前没有丝毫症状，流一两天的鼻涕之后才开始发烧。此类感冒发作时会浑身难受。

孩子感染流感之后会浑身酸痛，不过只要孩子的体温还没有超过 38℃，可以取一粒银翘片，捣碎之后用一滴水拌成膏状，之后将药膏放到麝香追风膏上，贴到孩子足底的涌泉穴上面。

贴之前先用温水给孩子泡脚，每天晚上睡觉以前给孩子贴一次，连续贴上两次，孩子的低热症状即可得到改善，浑身酸痛的症状就能减轻。流行性感冒就被扼杀在"萌芽"之中了。

如果孩子感冒的时候嗓子干痛、鼻塞，家长可以给孩子熬些梨汤：将梨洗净之后切成四瓣放入锅中熬煮，将熟时调入适量蜂蜜或冰糖喂孩子服食即可。

除了流行性感冒的发病比较急之外，风寒、风热、暑湿感冒都可以在症状较轻的时候及早防治。

感冒虽然不是什么大病，但是不及时治疗的话，可能会诱发其他疾病，如肺炎、中耳炎、心肌炎、肾炎等。所以，在发现孩子感冒时，及早对症治疗，以免酿成大祸，悔之晚矣。

小儿过敏性哮喘，家长该如何处理

小儿过敏性哮喘是常见的小儿呼吸道疾病，临床表现包括：胸闷、气急、哮喘等症状，多在夜间症状加重，被迫坐起来呼吸，额头渗出冷汗，整个晚上都难以入睡。西医将冷、热、粉尘、花粉等过敏原认为是导致过敏性哮喘的主因，而中医将这些因素统归于外感邪气，而且认为正是这些邪气影响到肺、脾、肾对痰液或水液的代谢而引发的哮喘。因此，祛痰、定喘、强肺脾肾是治疗过敏性哮喘的关键之处。

记得有一次，一位家长带着个哮喘患儿来到诊所，孩子的妈妈告诉我，孩子只有 6 岁，但已经患哮喘一年多了，这期间一直看的是西医，用过激素，原本孩子并不胖，可是现在身上、脸上圆乎乎的，活像个小胖墩儿。

说到孩子用激素的时候，孩子的妈妈眼圈有点泛红，是啊，谁会希望自己的孩子小小年纪就受到激素的摧残呢？

我安慰了一下孩子的妈妈，给孩子开了专门用来治疗小儿哮喘的药——地龙胶囊。地龙胶囊的配制方法：取适量地龙烘干，研成粉末，之后装到胶囊内，每次饭前给孩子吃上 4 粒，每天 3 次，连续服上 1~2 个星期，孩子的症状就能够得到显著改善。

地龙归肺经，有平喘之功，而且没有副作用，很多哮喘患儿在服用地龙之后都减少了激素用量，甚至彻底不用激素。

之后我又给孩子的妈妈推荐了经络按摩之法，具体操作：找出定喘穴（俯卧位或正坐低头，后正中线上，第七颈椎棘突下定大椎穴，旁开 0.5 寸处）、天突穴（颈部，前正中线上，胸骨上窝中央）、内关穴（前臂掌侧，曲泽和大陵的连线上，腕横纹上 2 寸，掌长肌腱和桡侧腕屈肌腱之间），用大拇指沿着逆时针的方向分别按揉这三个穴位 50 次，每天按揉 2 次。喘为肺虚症，沿着逆时针的方向按揉就是在补肺定喘。如果孩子并存咳嗽多痰治症，需要加按膻中穴（前正中线上，两乳头连线中点处）、丰隆穴（外踝尖上 8 寸，条口穴外 1 寸，胫骨前嵴外 2 横指处）。有痰则表示孩子患的是实证，应当沿着顺时针的方向按摩，以泻肺祛痰。

两种方法配合在一起治疗小儿哮喘，即可迅速缓解症状，如果已经过了发作期，到了缓解期，家长也不能松懈，积极进行巩固治疗。

过敏性哮喘的主要致病因素是肺、脾、肾三脏，因此在缓解期按摩孩子的肺俞穴（第三胸椎棘突旁开 1.5 寸处）、肾俞穴（第二腰椎棘突旁开 1.5 寸处）、脾俞穴（第 11 胸椎棘突下，旁开 1.5 寸），每天 2 次，每个穴位沿着逆时针的方向分别按摩 50 次。

 # 小儿生痰怎么办，年龄不同方不同

孩子小的时候不知道怎么咯痰，所以很多时候痰液积于咽喉处，影响着孩子的正常呼吸。孩子生痰主要是感冒所致。很多孩子患上感冒之后，家长一开始并不会带孩子去看医生，而是自行给孩子服用一些感冒药。感冒最常见的症状就是流鼻涕、生痰，在不了解鼻涕和痰液的性质时，也就是不了解病因的情况下，最好不要自行处理孩子的病情。

◈ 不满周岁的孩子：借助母体祛痰

鼻涕是鼻腔中的分泌物，痰是气管中的分泌物，鼻腔、气管都属于呼吸道，但是一个在上，一个在下，因此，痰、鼻涕均为肺表现在外的病理产物。实际上，鼻涕和痰的性质是一样的，寒生清痰，热生黄痰，不过孩子太小，还不会吐痰，尤其是未满周岁的孩子，既然孩子吐不出痰，我们也就无法判断是清痰还是黄痰。中医治病讲究的是辨证施治，因此，想要清楚地知道孩子的痰在哪儿，首先要辨明孩子患的感冒究竟是寒，还是热导致的。

出生没几个月的孩子鼻孔是非常干净的，如果你发现孩子流出了清鼻涕，说明孩子的身体中有痰，并且是清痰。鼻为肺之窍，感冒着凉最先凉的就是肺，肺和鼻子相通，流鼻涕、生痰均为肺气不宣导致的。

我们的肺可以通过鼻子将痰液和鼻涕蒸发出去，可一旦孩子着凉，肺就不能正常地蒸发水汽，让水蒸气变成鼻涕溜出去，形成寒痰。

热痰很容易鉴别，如果孩子睡觉的时候鼻孔被黏稠的鼻涕堵住，就会喘气粗，会张着嘴吸气，孩子的鼻子发干，上面粘着很多鼻痂。孩子的鼻涕稠，痰液也是稠的，而且是黄痰。

不管是哪种痰，都要选择适当的方法来化痰，中西药中都有化痰良药，不过并不适合几个月大的孩子服用。

如果患儿才几个月大，妈妈可以喝些鲜竹沥，它的祛痰效果很好，而且没什么毒副作用，妈妈每次喝上两三支，每天喝3次。要知道，乳汁里代谢药效的10%就足够几个月的孩子祛痰了。

说到这儿可能有的家长会问，这种方法适合寒痰还是热痰啊？中医认为："小儿阳常有余，阴常不足。"就是说孩子的生机蓬勃，但是容易着凉，所患寒证易入里化热，变成热证。如果仔细观察你就会发现，孩子一开始感冒的时候流清鼻涕，等到第二天鼻涕就会变黏稠，此即为寒证变为热证的表现。因此，等到你发现孩子感冒的时候，孩子的寒证都已热化。

◈ 幼儿：雪梨膏味美、祛痰效果佳

稍大一些的孩子，如果出现的是轻症风热感冒引起的咳痰，可以给孩子熬些梨水喝，而梨水对病入里而致的黏稠痰的作用就不是太大了。可以在里面加些"料"来增强梨的祛痰功效。

雪梨膏的具体做法：取梨洗净后榨 250 毫升的梨汁，之后用生姜榨 50 毫升左右的生姜汁，调入半杯蜂蜜，放入薄荷粉 50 克。将所有的东西搅拌均匀之后倒入 4 杯清水，最后放到锅里煮，水沸后转小火继续煮 1 小时即可。

雪梨性凉，有润肺生津之功，能够稀释痰液；生姜性温，能够调理脾胃，助脾化痰；薄荷清热解毒，除痰开窍，彻底清除痰液。

只要孩子喜欢吃，你就可以让孩子吃上几口，没有时间限制。一天吃上个七八次都没有问题，而且效果会更好，适合所有的咳嗽痰稠的孩子食用。

自制雪梨膏的药性柔和，而肺本身就喜欢这种药，因为肺为娇脏，最怕刺激，况且孩子的肺脏更为娇嫩。

雪梨膏的味道香甜，非常受孩子的欢迎，可以说既帮孩子祛了痰治了病，又避免了孩子见药犯难。

◈ 防治小儿痰，日常保健是关键

想要做好孩子的肺部保健工作，帮助孩子祛痰止咳，家长除了要采取必要的治疗措施之外，还应当注意孩子所处的周围环境的湿润、清爽。比如，冬季天气干燥，鼻黏膜很容易发干，如果你觉得鼻子有些干，就可以打开加湿器，鼻子不干了，就说明湿度合适了。肺和鼻子都是呼吸器官，鼻子舒适，肺自然舒适。

哺乳期的妈妈在孩子患感冒有痰排不出的时候应当戒掉辛热之品，适当吃些凉性水果，让乳汁变得清淡些，有助于改善孩子痰多黏稠的现象。

冬季时孩子易出现风寒咳嗽，夏季孩子易出现伤热咳嗽，寒证转变成热证，从热变成咳出黏稠痰，都是孩子的病情从浅入深的必然阶段。一旦孩子的痰稠未能及时治疗，痰液就会阻塞于肺，变成喘证，喘伤及肺，易缠绵难愈，此时外感病邪转成内伤，再想治愈可就不那么容易了。

小儿咳嗽生痰，白矾促进痰毒排出

几年前一个冬天，一位母亲抱着孩子急匆匆地来到诊所，她告诉我，孩子前段时间患上了感冒，一开始也没在意，就随便给孩子吃些感冒药，吃了几天之后，孩子的感冒症状得到了缓解，她也就没放在心上，谁知没过多久孩子又出现了类似的症状，她依旧给孩子吃了些感冒药，等孩子的症状得到缓解之后就不让孩子再吃药了。

又过了一阵子，也就是临近过年那几天，孩子之前尚未痊愈的感冒突然变得严重了，晚上一躺下就咳嗽不止，有痰也咳不出，每次咳嗽的时候都憋得很难受，睡着的时候还发乎"呼噜呼噜"的声音，有的时候睡着了也会被咳醒。

用西医治疗，医医说孩子患的是哮喘，肺内有轻微的炎症，连续给孩子输了几天消炎液，可炎症虽然消了，喘证却还在。

我对孩子进行了一番诊治之后给孩子的妈妈推荐了个偏方：取白矾10克，研成粉末，调入少量面粉，用陈醋将其和成两个小饼，分别贴在孩子的左右脚心上，用纱布包好。

几天之后，孩子的妈妈带着孩子前来复诊，告诉我说孩子现在咳嗽的次数减少了很多，晚上也能踏踏实实地睡觉了，喉咙处的"呼噜"声也消失了。

小儿哮喘主要的诱因有两个方面：外感、内伤。外感风寒和风热之后形成痰而致的哮喘容易治疗，通过清热、发汗的方法就能将痰赶出体外，哮喘症状也就消失了。可内伤导致的哮喘就不同了，体内原本就有痰液"潜伏"，之后在风寒、风热等因素的影响下，内外夹击诱发哮喘。

在人体之中，掌管痰液的器官包括：脾、肺、肾。其中，脾湿生痰，肺储痰，肾主管痰之生成，人生病之后，三个器官之中就会滋生出大量的、潜伏在人体之中的痰，因而称其为"伏痰"。

孩子的肺脏非常娇嫩，脾运化水谷之功能尚不完善，肾尚稚嫩，如此一来，内因与外感就有了可乘之机，因此很容易由于痰而出现哮喘。

涌泉穴是肾经之要穴，而白矾是祛痰良药，无论是有形的痰还是无形的痰，它都可以祛，将白矾贴敷到肾经上的涌泉穴上，即可促进痰毒的排出。

生痰有时候和不良习惯有很大的关系，有些家庭喜欢吃咸，经常用菜蘸着酱油吃，或者生菜蘸酱，或者咸菜配粥等，无形之中摄入了过多的盐，而盐入肾，生痰，因此，家长一定要控制孩子盐的摄入量，以免生痰。

发物、刺激性食物容易诱发孩子身体中的伏痰，因此饮食上一定要留心，不能因为自己偏食某种食物而让孩子养成不良习惯。

 # 小儿支气管肺炎，外敷白芥子

近年来，小儿呼吸系统疾病越来越常见，发病率越来越高，这和现在的环境污染有着很大的关系。过去的天是蓝的，空气是完全透明的，现在的天是灰色的，空气中夹杂着粉尘颗粒，路过河边的时候还能闻到阵阵的臭味，呼吸系统疾病的发病率越来越高也就不难想象了。

支气管肺炎是肺炎的一种，介于气管炎和肺炎之间，最开始是呼吸道感染，即感冒，之后会逐渐发展到气管、支气管、肺，由外到内逐渐蔓延，若出现肺气肿就会非常危险。

去年秋天，一位女士抱着个2岁多的孩子来到诊所，孩子的妈妈告诉我，孩子之前患了感冒，感冒之后反复咳嗽，几天之后突然呼吸急促、口唇发青，于是赶忙带着孩子来到医院，医生确诊为急性支气管肺炎，要立即用抗生素。

经过消炎之后，孩子的病情虽然得到了控制，但是仍然会咳嗽咳痰，连续输了两天液没见好转，后经人介绍找到我。

我用听诊器听了听孩子的肺部，有啰音，之后发现他的舌质淡，苔薄白，脉浮紧。我给那位女士推荐了白芥子敷穴的方法，让她回去如法操作，有止咳化痰，加速病情好转的作用。

具体操作：取白芥子20克，研成粉末，之后用温水调和成糊状，摊到手掌大的纱布上，贴到孩子的双肩胛骨内侧的肺俞（背部，当第3胸椎棘突下，旁开1.5寸）和定喘穴（后正中线上，第七颈椎棘突下定大椎穴，旁开0.5寸处）上，用胶布固定好，2小时后取下，每天1次，7天为1疗程。

白芥子辛温气锐，有温肺利气，散结通络止痛之功，能治疗寒痰喘咳、胸胁胀痛等症。芥子的挥发油有刺鼻的辛辣味和刺激作用，敷在皮肤上有温热感，而且皮肤会发红，通常敷15~30分钟，不能太久，否则皮肤上可能会起水泡、脓疱。

而肺俞穴和定喘穴均为气血输注之处，也是证候反应在腧穴的地方。在腧穴上贴敷白芥子，经药物只发散、走窜、穿透力，借助穴位透至皮肤，通过经络达到肺部病变处，发挥药物、经络的双重作用。研究表明，针刺肺俞穴能提升呼吸功能，让肺的通气量、肺活量和耗氧量都增加，显著降低气道阻力。药物敷贴刺激和针灸的原理相似，而且容易被小儿接受。

婴幼儿肺部啰音明显或持续的时间比较久的，进行常规抗生素和对症治疗的基础上配合白芥子敷穴的方法可以促进啰音吸收，加速症状的缓解，缩短病程，减少抗生素的使用，以及菌群失调、产生耐药性的概率，助患儿早日康复。

那位家长是回去之后按照我教给她的方法给患儿治疗了3天，症状得到了缓解，继续治疗5天之后，再到医院检查，孩子的咳喘症状已经消失，再听诊时肺部的啰音消失了，孩子的精神状态大好，食欲和睡眠都恢复正常。

支气管肺炎是一种常见的小儿肺炎，多发生在3岁以下的婴幼儿身上。主要临床表现包括：发热、咳嗽、咳痰、气促等。从中医的角度上说，此病为小儿肺脾弱、外邪侵肺、肺气郁阻、痰阻肺络导致的。从现代医学的角度上说，此病为病原微生物和毒素影响形成的支气管黏膜和肺泡毛细血管扩张充血，肺泡内水肿和炎症性渗出诱发气道阻塞，通气障碍而致，和中医认识不谋而合。

孩子患支气管肺炎后，之所以肺部会有啰音，实际上是呼吸的时候气体通过气道，由于气道变窄，有分泌异物，才会有异常呼吸。

肺炎是炎症，采用抗生素治疗是常规方法，而咳喘应当用止咳平喘药。中医治疗时提倡的是肺、肾、脾的综合调理，治疗的过程中一般会选择按摩、敷穴等方法，对于病情早期和缓解期的康复大有益处。

肺炎愈后，调养有"方"

肺炎是一种常见的小儿呼吸道疾病，四季都可能发生，尤其是 3 岁以内的婴幼儿，冬春季节很容易患上肺炎，治疗不彻底易诱发多种重症并发症，严重影响到孩子的正常发育，表现出发热、咳嗽、气促、呼吸困难、肺部细湿啰音等，有些儿童患病时不发热。

提起肺炎，家长们不禁变了脸色，因为这种病难缠，而且对孩子的身体健康危害很大，年龄小的孩子很可能因为肺炎而夭折，家长怎能不望而生畏？

很多孩子在肺炎治愈之后嗓子中仍然有痰，此时家长会犹豫究竟该给孩子继续输抗生素还是不输了呢？继续输吧，孩子已经输了很长时间，担心孩子会受不了；不输吧，又怕孩子没好彻底，病情反复发作，到底该怎么做才好？

实际上，肺炎治愈之后出现咳嗽、多痰等症是很正常的，这只不过是个后期修复的过程，此时可以采取一些中药止咳化痰方来治疗。

◈ 白萝卜橘皮汤

具体做法：取 3 根手指大小的白萝卜条，成人半个手掌大的橘子皮 1 块，冰糖适量；将白萝卜和橘皮放入锅中，倒入适量清水，水沸后调入冰糖，每天喂孩子服用。

孩子肺炎治愈后出现咳嗽、多痰和肺气不畅有关，白萝卜性平，有顺气消食之功；橘子皮有行气化痰之功；冰糖能止咳，三者同用能够有效养护、畅通肺气。

◈ 川贝梨汤

具体做法：取梨 1 个，川贝母数个，蜂蜜适量；将梨洗净后切成小块，和川贝一同放入锅中，加适量清水熬水，水沸后调入蜂蜜，每天喂孩子服食。

肺炎之后出现乏力、有痰、发热等症，和肺阴受伤有关，而梨能清热润肺，川贝母能养阴润肺。二者同用即可有效养肺润肺，滋补肺阴。

◈ 百合薏米粥

具体做法：取百合 50 克，薏米 200 克，一同放入锅中，倒入 5 碗清水煎成 3 碗，分成 3 次服下，每天 1 剂。

百合有养阴润肺、清心安神之功；薏米有健脾、利尿、清热、镇咳之功，二者同用即可有效护肺镇咳。

小儿支气管炎，教你几个简单治疗方

小儿支气管炎就是指小儿支气管发生的炎症，小儿毛细支气管炎病变主要发生于肺部细小的支气管中，即毛细支气管，因而得名毛细支气管炎。一般是由普通感冒、流行性感冒等病毒性感染导致的并发症，还可能是细菌感染导致的，是常见的急性上呼吸道感染。

前段时间有个 3 岁左右的男孩儿在爷爷的陪同下来到诊所，孩子已经被确诊为毛细支气管炎，之前去过医院诊治，输液 8 天之后病情得到了很大的缓解，但是喉间的痰液还是很多。爷爷当时就想，继续输几天液巩固疗效更为保险，于是又继续给孩子输了几天液，却没想到孩子的症状不但没有好转，反而出现了发热、憋喘等症状，只好带着孩子试试中医疗法。

小儿毛细支气管炎容易发生在婴儿身上，2～6 个月的宝宝最为常见，多数患儿有湿疹史，或亲属中多存在过敏性鼻炎、哮喘等病史。绝大多数的孩子不发热，主要表现出咳嗽、喘息、有痰等症，精神状态通常都是比较好的。小儿毛细支气管炎多为病毒感染，很少合并细菌感染，一般采取抗病毒配合超声雾化，合并细菌感染的时候才会用到抗生素。

如果不是心脏畸形、异物吸入等原因出现的咳嗽、喘息，通过抗感染、雾化治疗的效果不好的时候可以选择中药疗法。从中医的角度上说，小儿毛细支气管炎主要为痰涎堵气道引发的，多数患儿体形微胖，再加上婴儿时期多脾虚，容易生痰浊，外易被风热或风寒侵袭，引动身体中的伏痰，进而表现出喉内有哨音、呼噜声等。临床上多认为这是痰湿闭肺、风寒、风热闭肺之证，一般选择小青龙汤、麻杏石甘汤、定喘汤等加减治疗。

毛细支气管炎治疗起来比较麻烦，孩子会哭闹不止，家长也难以安心，小儿的毛细支气管恢复期，家长应当有针对性地给孩子熬些药粥，有助于身体的康复。不同的症状有不同的膳食疗法：

◈ 脾虚多痰——山药云苓粥

脾有运化食物里面的营养物质、输布水液、统摄血液等功效。脾虚，运化就会失常，所以脾虚多汗的孩子多伴随着大便次数增多、食欲下降、面色苍白后发黄、咳白痰等。

山药云苓粥的具体做法：将山药洗净后切成片状，和云苓一同放到干净的锅内；粳米淘洗干净后放入锅中，倒入适量清水熬粥即可。

此粥有健脾除热、益气安神之功，对宝宝的恢复大有益处。

◈ 肺热多痰——川贝红梨炖冰糖

肺热多痰的患儿咳出的痰液是黄稠状，而且伴随着鼻腔干燥、手心发热等症。

川贝红梨炖冰糖的具体做法：取红梨1个，洗净之后中间削个孔将芯去掉，选3～5个川贝放到孔内，之后放入500克沸水中，调入冰糖，冷却到温度适中即可让患儿服用。也可以将煮好的红梨弄成小块或糊状喂给孩子吃。

此方之中的川贝有润肺止咳、化痰平喘、清热化痰之功；红梨有润肺清燥、止咳化痰、养血生肌之功；冰糖有补中益气、和胃润肺、止咳化痰之功。三者搭配即可有效养肺护肺、止咳化痰。

◈ 湿热多痰——陈皮白萝卜水

湿热多痰的患儿大都舌苔厚腻、腹部胀满、咳白痰、喉间有痰鸣，经常会伴随着喘症。

陈皮白萝卜水的具体做法：将白萝卜洗净后切成片状，和陈皮一同放入锅中，倒入适量清水煎汁，代替茶来饮用，连续饮用一段时间即可见效。

陈皮有理气健脾、燥湿化痰之功；白萝卜有下气、消食、除疾润肺、解毒生津、利尿通便之功，二者搭配即可滋阴润燥，养护肺脏。

中药外治：

良方外用，无害高效缓解病痛

中药外用能随时观察其适应和耐受情况来决定其去留，不像内服药，不对症发生副作用的时候比较难处理，外治之法只要配药得当就比较安全，通常很少有副作用，对胃肠道无损伤，对肝肾刺激小，非常适合应用在小儿身上。

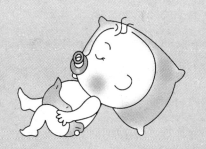
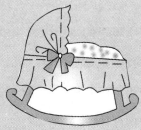
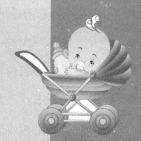

小儿先天不足，就用枸杞泡脚

先天不足，就是指孩子生下来体质就差。导致小儿先天不足的原因很多：母体在妊娠期间营养摄入不足，摄入某些对孩子有伤害的食物，或者受外界的刺激（如母体腹部受创、受辐射影响等）。本节主要介绍的是早产导致的小儿先天不足。

早产儿由于某些因素在妈妈腹中没有待到发育成熟就匆忙来到人间，出生之后又瘦又小，体重一般不足5斤。有些家长认为，既然孩子先天不足，那么后天补养就"狠"一点吧，拼命给孩子吃营养品，岂不知，先天不足的孩子肾脏等器官的功能本来就弱，再加上家长这么"狠"补，更是不堪重负，易诱发小儿肥胖、高血压、心脏病、肾衰竭、糖尿病等症。

早产儿的父母普遍存在盲目为孩子进补的行为，除了让孩子猛吃猛喝之外，还会给孩子补充一些蛋白粉、生长激素，甚至让孩子服用一些补益类中药，最终诱发小儿肥胖，成了高代谢个体。并且早产儿的胰岛功能相对脆弱，罹患冠心病、糖尿病、高血压、高尿酸血症概率会增大。这些疾病还会直接损伤肾脏，最终缩短了早产儿成年之后的预期寿命。

记得有一次，一位年轻的妈妈带着4岁大名叫娇娇的女孩儿来诊所看病。孩子的妈妈告诉我，娇娇是个早产儿，出生的时候还不足八个月，既然孩子先天不足，妈妈就想着后天为孩子补养身体吧，于是开始让孩子吃蛋白粉、维生素等，现在孩子已经4岁了，但是每次体检的时候总是有好几种营养元素的量不达标。而且孩子的手脚常常是冰凉的，每次妈妈睡觉之前都要给娇娇捂热手脚，她才能更好地进入睡眠状态。

娇娇的胆子非常小，天一黑就不敢出门了，晚上睡觉的时候妈妈必须陪在身边，否则就会又哭又闹的。

我告诉孩子的妈妈，像娇娇这种体质的孩子是不适合吃补药的，因为补药会先入孩子的脾胃，体质虚弱的孩子吃下这样的补药会上火，表现出烦躁、口干、发热、鼻出血等。对于这样先天不足的孩子来说，进补应当遵循循序渐进的原则，逐渐进补，由根源进补。

我没有给娇娇开药，而是嘱咐她的妈妈回去之后，每天晚上睡觉以前用枸杞水给她泡泡脚。具体做法：烧水的时候放进去十几颗枸杞子，这样烧出的枸杞水就是淡红色的，泡脚之前先给孩子搓搓脚，搓至孩子脚热后给孩子泡脚，泡20分钟左右，至水不热即可。泡完之后，孩子的脚上会沾些枸杞子，不用清水洗掉，也不要立即用布擦干，稍微晾一会儿再擦干。

枸杞子性平，味甘，润而滋补，而且可退热，专门补肾、润肺、生津、益气，能够补肝肾真阴之不足。之所以用枸杞子水给孩子泡脚，看中的就是枸杞子性温和，作用和缓，不像其他补益药那样，吃下去就上火，而通过泡脚的方式进补药效就更加和缓了。

先天不足主要虚的是肾，后天体弱虚的是肝，肝肾同源，所以一旦肾虚，肝就会跟着"遭罪"，到最后肝肾同虚。孩子肾虚之后就会表现出手脚冰凉，四肢不温；而肝虚就会胆小怯弱，性格懦弱，少气乏力。一旦孩子出现上述症状，家长可以试试枸杞子水泡脚的方法。孩子的肾脏稚嫩，而枸杞子的药性平和，既能补虚，又能避免伤及孩子的脏器。

我嘱咐娇娇的妈妈回去之后用枸杞子水给娇娇泡脚的同时，还要注意停用那些补养品，大概连续泡了1年左右，娇娇的性格变得开朗了，手脚也不凉了，胆子也比以前大了很多，已经开始自己一个人睡了。

小儿流口水,辨证推荐外用方

新生儿时期,宝宝的唾液腺还不发达,所以分泌的唾液比较少,这个时候宝宝的嘴里没有多余的唾液流出。而且新生儿只吃母乳、奶粉、流质食物,这些食物对唾液腺的刺激比较小,因此唾液腺的分泌量很少。

宝宝4~5个月的时候开始添加辅食,唾液受到食物的刺激之后分泌量会增加。此时孩子的口腔小而浅,吞咽反射功能不健全,无法通过吞咽调节口水,因此只要口水多就会流出。此外,很多宝宝喜欢吮吸手指、奶嘴等,都会刺激唾液腺分泌,导致口水增多。

孩子一般从7个月左右开始长第1颗牙,乳牙萌出的时候,小牙会顶出牙龈向外长,引起牙龈组织轻度肿胀不适,进而刺激牙龈神经,导致唾液腺反射性分泌增加。

但是有的孩子已经一两岁,或者两三岁了还在流口水,这就不是正常现象了。此时孩子流口水很可能是脾胃运化无力导致的。比如,孩子吃的过饱,娇嫩的脾胃运化不良就会流口水。

口水即涎液,而涎为脾之液,由脾气化生、传输分散,脾气充足时,脾之"固摄"功能和涎液之化生正常,所以涎液可以正常传输,助其吞咽、消化,不过不会溢出口腔。脾虚时,脾之"固摄"功能就会失调,涎液无法正常传输,出现"流口水"。

所以,想要根治孩子流口水的毛病,应当从调理孩子的脾虚着手。孩子流口水可能是以下两点因素导致的:

◆ 湿热

湿热导致流口水的孩子大都口水黏腻,挂在唇下就不会流下去,此类孩子还伴随着尿少而黄、身热、腹胀等。

可以取黄连、胆南星各 5 克，大黄 3 克，研成粉末后用胶布糊到孩子双脚脚底的凹陷中。连续贴几天口水就会止住。此三味药有清热、祛湿、和胃之功。

寒湿

寒湿导致的流口水，口水比较清长，会不自主地流出。

可以取 5 克吴茱萸打成粉末糊在孩子的脚底板上，之后用胶布封好，晚上敷白天取下。吴茱萸性热，归肝经、肾经、脾经和胃经，有温阳散寒之功。

小儿嘴角炎，推荐两个外用方

记得小时候，嘴唇经常干裂，一干裂我就会用舌头舔嘴唇，想要利用唾液滋润嘴唇，可是却没想到连续舔了几次之后，嘴唇变得更干了，甚至出血，患上口角炎，之后茶不思饭不想，一张嘴就会疼痛难忍。

这个时候妈妈就会拿出蜂蜜，先用盐水清洗我的嘴唇，之后将蜂蜜涂在嘴角，15 分钟左右可喝水咽下蜂蜜，之后继续涂抹，一天重复涂上几次，过不了多久嘴角炎就痊愈了。

我们的嘴唇上没有汗腺，所以嘴唇的润滑主要依靠皮脂腺分泌的皮脂来维持，换季时，皮脂腺分泌会减少，易出现嘴唇干裂。有的孩子嘴唇干裂时会用舌头舔下嘴唇和口角，然而事实上，这样做不仅不能滋润嘴唇反而会让嘴唇变得更干，因为唾液中含有蛋白质、淀粉酶等物质，舔在嘴唇上，风一吹，水就会蒸发，淀粉酶粘在嘴唇上，干燥的程度就会更加严重，而且会越舔越干，甚至开裂出血，加重疼痛。

而蜂蜜中含有肾上腺皮质激素样物质和抑菌素等，有比较强的抗菌、消炎、收敛、止痛之功。

除了这种方法，涂抹花椒水的效果也是非常不错的。具体做法：取少许花椒，放入锅中，倒入适量清水煎煮 5 分钟后，用棉签蘸取花椒水涂在孩子的嘴角炎处，每天涂 2～3 次，连续涂 2～3 天。掌握不好花椒水的浓度的家长可以取些花椒水先点到自己的嘴角，如果感觉到轻微的麻痹感，可以直接涂到孩子的嘴角，如果嘴唇明显感受到了刺激要稀释药液。

花椒有抑菌、杀虫之功，对常见的金黄色葡萄糖菌、肺炎双球菌、溶血性链球菌等革兰氏阳性菌，以及痢疾杆菌、大肠杆菌、霍乱弧菌等肠道内致病菌都有显著的抑制作用，所以花椒经常用来治疗胃肠道感染。

到了秋冬季节，嘴角会出现皲裂、脱痂，俗称烂嘴角的口角炎，这种口角炎和普通的嘴唇干燥脱皮不一样，主要为缺乏维生素 B_2 或细菌、真菌感染导致的，所以普通的润唇膏并不能改善病情，需要通过补充维生素 B_2 或用可以抑菌、杀菌的药物进行治疗。常见的消毒药水、药膏多不能直接接触口腔，而花椒既能抑菌，又能接触口腔，适合用其治疗口角炎。

不过提醒家长们注意，虽然花椒有这样的功效，但是不能让孩子长期、大量食用花椒。医学试验表明，大量食用花椒会促进有关生殖的腺体提前发育，孩子经常吃花椒可能会导致性早熟。

 # 小儿流鼻血，大蒜、藕汁外敷

小儿流鼻血是小儿鼻科常见的症状，其常见的局部诱因包括：干燥性鼻炎、鼻腔异物或挖鼻、鼻部外伤、鼻部急慢性炎症、鼻腔肿瘤等。此外，还有一些全身性疾病也会引起小儿流鼻血。

生活中，小儿流鼻血很常见，这主要是肺热诱发的。从中医的角度上说："肺热迫血妄行，热气上行。"上行至肺的最上端即为鼻，鼻腔之中的血管最细、最脆弱，因此易破裂出血。

中医治疗肺热而致的鼻出血时用清热药通常不会太重，否则不仅不能消除肺热，还会伤及肺脏，对孩子来说更是如此。

一般情况下，对于肺热而致的鼻出血，我通常都会给家长推荐大蒜泥敷脚心的方法，具体操作：取两三瓣大蒜捣碎，贴敷到脚心上，外面裹一层纱布，这样即可引肺热下行，以治愈鼻出血。如果是左鼻孔出血就贴右脚心，如果是右鼻孔出血就贴左脚心，两个鼻孔都出血就两个脚心都贴。每天晚上睡觉以前贴一个晚上，连续贴 3 ~ 5 次。同时配合按摩孩子的无名指，从指根向指尖的方向清肺经，重复此操作 200 次，这样孩子就不会再流鼻血了。

也可以用藕节来治疗小儿流鼻血的症状。具体做法：取鲜藕节 50 克，捣汁后外敷在患儿的前额、后颈 20 分钟，之后取藕节干品适量，先放到锅中炒一下，之后倒入适量清水煎汁，代替茶来饮用即可。

藕节性寒味涩，有凉血、散淤、收敛止血之功，临证应用不但能减少出血量，还能够增强机体免疫功能。

这两种止鼻血的方法都非常简单，效果俱佳，而且没有任何毒副作用。但是提醒家长们注意一点，孩子如果经常流鼻血不止，应当及时去看医生，看看究竟是肺热引起的流鼻血还是其他疾病引起的流鼻血。如果是疾病引起的鼻出血，应当先治疗相应的疾病，疾病治愈后，鼻血也自然能被止住了。

小儿尿床，就用桑螵蛸泡脚

通常情况下，小孩在 1 岁或 1 岁半的时候就可以在夜间控制排尿了，尿床的次数大大减少。可是有些孩子在 2 岁，甚至 2 岁半之后仍然尿床，这是正常现象。多数孩子在 3 岁半或 4 岁后夜间不再尿床。可是如果孩子在 4 岁以上还尿床，一个月尿 2 次以上，那就不是正常现象了。

豆豆是王大妈的孙子，今年已经 5 岁了，可还是经常尿床。按理来说这么大的孩子应该不会尿床了，到底是什么导致的呢？我摸了摸孩子的手，很热，之后看了看她的舌头，上面有很多小红点，舌苔少，舌体干燥，而且王大妈告诉我说孩子经常觉得口渴。

经过望闻问切的诊断之后，我断定孩子的肾并不是很虚，只是心火旺盛。心火和肾平时的关系是这样的：如果肾水太多，心火就出来调节一下；心火过旺时，肾水就会过来调节一下。此即为中医上提到的"水火相济"。孩子一旦生病，心火和肾水就会谁都顾不上谁，孩子表现出心火旺，肾虚。

我们都知道这个现象：孩子白天玩得开心，玩得太累，晚上就容易尿床。这主要是因为贪玩的过程中耗费了太多的心火，舌苔红，少津就表明火烧到上面顾不上肾水，因而出现尿床。

我告诉王大妈，想要改掉孩子的尿床习惯，平时要注意控制孩子的玩耍时间，以免孩子过度劳累，之后配合桑螵蛸泡脚的方法。

具体操作：取五六个桑螵蛸放到干净的盆内，倒入适量清水熬煮（不过提醒家长们注意一点，桑螵蛸的质地非常硬，想充分发挥它的药性，使用以前最少泡两三个小时，甚至泡半天，之后再煮，水沸后要继续用小火煮半小时才可以充分发挥其功效），先熏再泡，每天坚持给孩子泡 1 次，每次泡十几分钟。

王大妈回家之后如法操作，同时控制孩子玩耍的时间，晚上十一二点钟的时候叫孩子起床排尿，这样豆豆慢慢养成了控制排尿的好习惯。大概连续泡脚、规范排尿和玩耍一个月之后，豆豆就再也不尿床了。

桑螵蛸是螳螂产的卵，外面是一层黑色的硬壳，里面是成百上千只未出生的"小螳螂"。我们的肾就如同桑螵蛸一样，藏着精，只有肾精充足，肾气才得强盛，尿才可以被控制住。

 # 小儿睑腺炎,试试金银花水泡脚

睑腺炎就是指睑板腺或睫毛毛囊周围的皮脂腺因葡萄球菌感染而发生的急性化脓性炎症。主要表现包括：局部红肿、疼痛，出现硬结和黄色脓点。是常见的眼表疾病。

前段时间朋友聚餐，其中一个朋友对我说："我家的孩子也不知道怎么回事，经常长睑腺炎，总是一只眼睛刚好没几天，另一只眼上又长了出来，而且常常得皮肤病，大便经常干燥。"

睑腺炎就是我们平时说的针眼，很多人都患过此病。中医认为此病为内热所致，中医治疗此病的时候会开出几副有清热解毒之功的汤药，如黄连、黄芩等，不过汤药味苦，孩子很难喝得下去。

所以我并没有给那位朋友推荐汤药，而是让他带着孩子到我的诊所来一趟。第二天父子俩早早地就来到诊所，我看到孩子的舌体呈暗红色，舌苔厚，上面浮着黑苔，很明显是内热炽盛，身体中有热毒排不出导致的。大便是排毒的途径，但是由于内毒炙盛，毒聚集在大肠之中，排毒的肠道不畅，热毒就会上攻，攻至眼睛就会表现出睑腺炎。毒素郁积在皮肤发不出来，就会诱发皮肤病。

但是泻火解毒的中药大都药性苦寒，就拿黄连来说，其味苦想必是很多人都见识过的。而且内服黄连会先入胃，火还没降，胃就已经受损了，孩子更是不能随意服用黄连的。

我建议朋友回去之后用金银花水给孩子泡脚，每天晚上睡觉以前用金银花熬水给孩子泡脚，三四岁的孩子放个五六克就行了，年龄稍大的孩子可以放十几克，每次泡 10 分钟，连续泡几次之后，孩子的黑舌苔就会变成黄苔，之后从黄苔变成白苔，家长也可以根据孩子的舌苔变化加减金银花的用量，如果孩子的舌苔很黑，应当增加金银花的用量，如果孩子的舌苔薄白，就要相应减少金银花的用量。

用金银花泡脚两三天之后，朋友的儿子大便不干了，又继续泡了几天之后，睑腺炎慢慢地收下去了，到现在都没有复发。

家长们应当注意观察，如果你在给孩子泡脚的过程中发现孩子出现了腹泻症状，或者孩子非常疲劳，说话有气无力，家长就不要再继续给孩子泡脚了，因为金银花也为寒凉之品，大量应用会耗气，因此孩子气虚的时候会伤害到孩子的身体。

金银花外用既解决了孩子不喜欢喝中药的问题，也避免了服用性寒的药物伤及孩子的身体，可以说是一举两得。

小儿多动症，教你几个外用方

前段时间有个朋友带着孩子来到诊所，孩子从进门就东摸摸、西碰碰，一直不闲着，朋友的手一直没离开过孩子的身体，才进来一会儿就已经拽了孩子好几次。

朋友告诉我，之前已经带着孩子到医院做过检查，确诊是多动症，主要是神经因素和维生素缺乏导致的。医生当时给孩子开了很多维生素，已经吃了好几个月了也没什么效果。于是就想着带孩子看看中医。

我把孩子拉到跟前，看了看孩子的眼睛，很有神，滴溜乱转，眼周围有些轻微充血，朋友还告诉我孩子的视力不是很好。经过一番诊查我就明白了，孩子这是肝阳偏亢。

我嘱咐朋友回去之后买 50 克珍珠，捣碎之后用干净的纱布包好，分成 2 包，回家之后泡到干净的水中，连续泡 3 天，其中 1 包泡出的水加热之后给孩子泡脚，另外一包泡出的水用来熬粥，连续如法操作 1 ~ 2 个月。

我还嘱咐朋友回家之后给孩子熬点鱼皮冻吃。具体做法：将鱼鳞洗净后放入锅中，倒入一碗清水熬煮，水沸之后继续煮 20 分钟，过滤掉鱼鳞，鱼汤冷却之后即为鱼皮冻，夏天的时候做鱼皮冻可以直接将鱼鳞汤放到冰箱里，放上一会儿鱼皮冻就成了。鱼皮冻里可以稍微加些香油和酱油，每个星期给孩子做几次，不仅能补脑强身，还可以调治小儿多动症。

饮食上，多让孩子吃豆制品、绿色蔬菜、核桃等，在补充维生素的同时还可以补脑、宁心安神。

同时配合菜籽外贴之法：将菜籽用医用胶布贴在孩子耳朵的脑干、皮质下、神门、交感四个地方，每只耳朵贴 3 ~ 5 天，左右耳朵轮换着贴。并且，每天孩子轻压上述耳穴十几分钟，即可通过刺激大脑抑制孩子的兴奋度，让孩子慢慢地安静下来。

从中医的角度上说，如果孩子的瞳孔周围充血，就说明孩子肝阳偏亢，孩子就会表现出躁动任性、兴奋不安。

肝开窍于目，"肝主目"，所以肝阳偏亢，孩子的眼睛就会发胀，进而影响到孩子的视力。而珍珠入肝经，能泻肝火，其最主要的功效就是"镇"，能够镇住孩子烦躁不安的情绪，让孩子逐渐安静下来，而且没有毒副作用。

朋友按照我的嘱咐如法操作了半年左右，孩子的多动症已经基本痊愈，而且变得爱读书了，也坐得住了。

有些家长看到孩子多动就会大发雷霆，强烈地斥责孩子，导致孩子的自尊心受到伤害，无法专心地学习，甚至失去人际交往的能力。还有的家长会给孩子服一些西药，或是吃些补养品，结果孩子的多动症没被治愈，身体健康反而受损了。

小儿腹泻，中药泡脚可止泻

去年秋天有位亲戚来访，可能是在火车上吃坏了肚子或者着凉了，刚一下火车孩子就开始腹泻，而且大便和蛋花汤一样，没有臭味，亲戚告诉我，孩子一天拉了五六次了。

我把亲戚和孩子接回家后，去药店里取了 30 克鬼针草、六七片无花果树叶，1 个石榴去籽取皮，之后将三味药一同放入锅中，加适量清水熬煮，之后我嘱咐亲戚用这个水给孩子泡脚。连续洗了 2 天之后，孩子的腹泻就止住了。

此方之中的鬼针草能治疗疟疾；无花果叶不但能止泻，而且能健脾胃；石榴皮有涩肠收敛之功，用三者熬的汤给孩子泡脚即可健脾、涩肠、收敛、止泻。

此外我还提醒那位亲戚，秋季天气转凉，孩子身体娇嫩，很容易受外邪侵袭，所以在这个季节要做好保暖工作。腹泻患儿的肠道蠕动速度本来就快，如果在这个时候着凉，肠道的蠕动速度就会更快，加重腹泻。

此外，还可以采用以下几种方剂来泡脚，适合 3 岁以下的腹泻患儿。

◈ 葎草石榴皮

具体操作：取葎草 20 克（或鲜葎草 30 克），石榴皮 10 克（或鲜石榴 30 克），一同放入锅中煎汁，趁温热泡脚，每次泡 20 分钟左右，每天泡 2 次。

此方之中的葎草、石榴皮有收敛之功。小儿的皮肤娇嫩，通过泡脚即可吸收药物中的有效成分。用这两味药泡脚，药物就能通过皮肤吸收，进而达到温热理疗的目的，涩肠止泻。采用此法的前提是大便常规检查未感染细菌。

◈ 橘叶姜芽汤

具体操作：取鲜橘叶、生姜、炒二芽、焦楂、诃子各30克。将上药择洗干净之后放到药罐内，倒入适量清水，浸泡5~10分钟，水煎汁，放到浴盆内，晾温后足浴，每次15~20分钟，每天2次，每天1剂，连续泡2~3天。

此方有消食化积，和中止泻之功。适合小儿腹痛腹胀，泻前哭闹，泻后腹痛减轻，大便臭秽，嗳腐酸臭，食欲下降，舌苔厚腻或垢浊，脉滑等。

◈ 三叶二香汤

扁豆叶、丝瓜叶、绿豆叶、藿香、香薷各30克。将上药择净，放入药罐中，加清水适量，浸泡5~10分钟后，水煎取汁，倒入浴盆中，先熏双足，待温度适可时足浴，每日2次，每次10~30分钟，每日1剂，连续3~5天。可健脾利湿。适用于小儿腹泻，食少，肢软乏力，面色萎黄等。

 # 新生儿脐炎，外敷云南白药

新生儿脐炎是指断脐的时候或者出生之后处理不当，金黄色葡萄球菌、大肠杆菌、溶血性链球菌等侵染脐部导致的。

记得有一次，一位五十多岁的中年妇女来到诊所，她告诉我，自己的小孙女已经出生十几天了，可肚脐处还留着黄水，上面垫一层消毒纱布，过不了多久纱布上就会沾满黏稠的黄色分泌物，用紫药水加碘酒抹孩子的肚脐，不仅能消毒，还能拔干，但是效果并不是很好。

我告诉那位女士，回去之后，先用碘酒给孩子的肚脐消毒，擦完之后晾上一两分钟，因为碘酒只有在半干的时候才有消毒的作用，之后撒上云南白药粉，每次撒一小勺就可以了，每天给孩子换1次纱布，最多不能超过 3 次。还要注意给孩子的肚脐做好保暖工作，换药期间不能给孩子洗澡。按照我教给她的方法，没几天孩子的脐炎就痊愈了。

提起云南白药，多数人首先想到的是它的止血功效，实际上，它还有非常好的消炎消肿、去腐生肌的作用，用着方便，功效显著。

有些家长在看到孩子患了脐炎之后心里着急，想要赶紧把孩子的脐炎治愈。心想既然是炎症，用最好的消炎药就可以了，直接把头孢胶囊打开，将药粉涂到孩子的肚脐上，要知道这种做法是非常危险的。

新生儿初次用药，家长在还不知道孩子是否对抗生素过敏的情况下给孩子用抗生素，一旦过敏，后果是非常严重的。而且这种胶囊根本不是外用药，只有通过口服经肠道吸收才能发挥其药效。

新生儿脐炎通常都是消毒没有处理好，或者给孩子洗澡的时候牵动脐带，导致肚脐进水，感染生疮、流黄水。此时处理不当，脐炎就会发展成脐风。脐风即风从脐入，伤及孩子的五脏，使得孩子的心、肝、脾、肺、肾都受到牵连。最初孩子会腹胀，不好好吃奶，经常哭，如果你看到孩子的嘴唇青紫，手脚抽搐，而且喉咙中多痰，甚至牙关紧闭，说明孩子的病情已经非常严重了，应当及时送孩子到医院就医。

怀孕的时候，脐带和母体相连，孩子通过脐带由母体内获得营养，之后一天天长大，从孩子出生的那一刻开始，脐带断掉，孩子就会开始用嘴呼吸，脐带变成神阙穴，道家称之为中虚穴。

"中虚"就是说这里最虚，邪气容易通过这里进入到体内，孩子的抵抗力差，易着凉受风，风夹寒气由肚脐进入身体之中，之后伤及五脏，孩子就会表现出嘴唇青紫、手脚抽搐、痰多，甚至牙关紧闭等，此即为脐风。孩子刚出生的时候，五脏更虚，因此多数孩子患脐风之后，即使痊愈，身体也会变得虚弱。由此可见，保护好新生儿的肚脐对于孩子以后的身体健康来说是非常重要的。

想让孩子睡得好，就用酸枣仁泡脚

几年前的秋天，一位母亲带着 5 岁的孩子来到诊所，她告诉我，孩子从小体质偏弱，而且脾胃不好，吃东西常常不消化，睡觉的时候爱说梦话，有时候还会梦游。由于晚上睡不好，孩子白天的精神状态也不是很好，经常无精打采的。别人家这么大的孩子一天到晚在外面跑也不觉得累，可是这个孩子却吃得少，走几步路就觉得累，浑身乏力，我断定这个孩子出现的是脾虚。

心脾之间关系密切，脾虚，心就会虚，心虚，孩子就会表现出心神不安，易做噩梦，经常说梦话、梦游。

我并没有给孩子开药，而是嘱咐孩子的妈妈回去之后给孩子熬点茯苓山药粥来吃，同时每天晚上用酸枣仁给孩子泡脚，每次取 10 克就可以了。

酸枣仁的外壳比较硬，泡脚之前先将酸枣仁放到水里浸泡 1 天，之后放入锅中，倒入适量清水熬煮至水沸，再转成小火煮 20 分钟，先熏一会儿，至水稍凉时让孩子泡脚，每次熏泡十几分钟即可。

临走前，那位女士要走了我的电话，万一有事可以再联系我。大概 1 个星期之后，孩子的妈妈打电话告诉我孩子这几天没出现过梦游症状，之前出虚汗的毛病也得到了改善。

孩子出汗主要是体虚导致的，用酸枣仁熬出来的汤是酸的，酸可以收敛、止汗，因此孩子连续用酸枣仁泡一段时间的脚之后就不再出虚汗了。

对于成年人来说，睡眠质量差影响的是精神状态，或者影响第二天的工作，身体虽然会感到不适，但影响相对来说还是不大的。但是如果孩子长时间睡眠质量不佳就会影响到孩子正常的生长发育，所以家长在发现孩子睡眠质量不好的时候应当及时采取措施。

小儿烫伤疖肿,教你几个外用方

孩子对周围的一切事物都感到好奇,一会儿摸摸这个,一会儿碰碰那个,在这个过程中很容易发生危险,而烫伤就更为常见了。

◉ 小儿烫伤的外用方

记得有一次回家,全家人正在饭桌上高高兴兴地吃饭时,突然听到"啪"、水杯掉在地上的声音,之后就是小外甥的哭声。原来小外甥想拿写字台上的水杯,那只水杯里是刚倒的热水,一松手,水杯刚好掉在地上,一杯热烫烫的水就撒在了外甥的小腿和脚上。我赶忙让姐姐脱下小外甥的裤子,而我则撕下几片芦荟叶捣碎,敷在小外甥烫伤的创面上,没过多久,小外甥的哭声就止住了。

芦荟对于轻度、局部烫伤的治疗效果非常好,用它来治疗二度烫伤的效果也是非常不错的。芦荟有泻火,解毒,化瘀,杀虫等功效,性苦味寒。孩子轻度烫伤的时候给孩子敷芦荟能迅速止痛,而且伤口不会感染,也不会留下疤痕。

除了芦荟,还可以在孩子的烫伤处涂抹仙人掌,仙人掌性寒,味苦,有行气活血,滋补健胃,清热解毒之功。将新鲜的普通硬根洗净后捣烂,用纱布挤出汁,放到容器中,放入少量的冰片备用。在烫伤处消毒之后,涂抹上述药液,每天 3 次,连续敷 3~5 天即可见效。

或是取鸡蛋 1~2 个,用清水洗净之后放到 75% 的酒精里面浸泡 10 分钟,没有酒精也可以用白酒或碘酒代替,浸泡的时间延长到 20 分钟。取一根消过毒的筷子,在鸡蛋的一端敲出个小孔,将流出的蛋清装到洁净的消过毒的容器中,放入一些消炎抗菌药物,混合均匀之后用棉球将其涂擦在烫伤处。

◈ 小儿疖肿的外用方

小儿疖肿是一种化脓性毛囊和毛囊深部周围组织的感染，主要诱因：空气或食物过敏，饮食不卫生，生病，抵抗力降低，过食垃圾食品，伤口感染，血液中毒等。疖肿会产生疼痛，而且影响美观，有的时候还会留疤。

孩子长疖肿时，家长多会在患处涂抹消炎药膏，但是消炎药膏多含激素，对孩子的身体健康有一定的影响。不妨采用下面这种既简单而又不会对孩子的身体健康产生负面影响的偏方。

具体做法：取几粒油菜籽，洗净之后晾干，放到捣蒜用的罐子里捣成泥状，敷到孩子的患处，上面盖一层保鲜膜，用医用胶布将其固定好，这样一来药性就能充分被吸收了，还能够避免药液沾在衣服上。很多药膏外敷法都是通过从溃破的地方拔毒进行治疗的，病程非常长，不过油菜籽外敷就不存在这个问题了，它的清热解毒之功能够消散疖肿的毒气，肿块也能逐渐回收。通过油菜籽治疗小儿疖肿等皮肤病，对小儿的身体没有伤害，而且功效显著。

 # 小儿淋巴结核，外敷就能根治

淋巴结核是一种体现在肌表的毒块组织，是肝肺两方面的痰毒凝聚导致的。西医认为它是人体中专事于清毒杀毒进而保护血管组织的淋巴系统，遭遇到来自身体内外不能清除杀灭的毒菌，凝聚、集结在肌表组织形成的毒瘤。

前段时间，有位男士带着一个小女孩来到诊所，他说，孩子的淋巴结肿一段时间了，也吃了很长时间的药，可就是不见效。我把孩子拉到跟前摸了摸，孩子出现的并不是单纯的淋巴结肿，而是淋巴结核，也就是我们平时所说的瘰疬。

我检查了一下孩子的全身，只有颈下出现了淋巴结核，尚未波及腋下和大腿，于是我给孩子的爸爸推荐了一个外敷方——五倍子膏。

五倍子膏的具体做法：取 20 克五倍子加工成粉末，加少许陈醋，用医用凡士林调和成膏，贴到孩子的淋巴结肿处，外面用纱布包好，每天晚上给孩子敷一次，每次敷 3~5 个小时，连续敷十几天。

大概 1 个月之后，我出门刚好碰到孩子的爸爸领着孩子在外面玩耍，便走过去问问孩子恢复得怎么样了，孩子的爸爸一看是我非常开心，告诉我孩子的病已经痊愈了。

五倍子是收敛之药，外用能解毒敛疮，治疗瘰疬、瘿瘤；醋有收敛之功，能够提升五倍子的收涩之功。因此，孩子的淋巴结核要靠这两味药来治愈。

而且，五倍子的收敛性还能治疗结核导致的身体弱，出虚汗，直接将五倍子膏贴到孩子的肚脐上就可以了，能够迅速治愈孩子出现的盗汗。

如果孩子出现的是淋巴炎，可以买一盒六神丸，取出 10 粒研成粉末，之后再取一块大黄，用锋利点的刀子从大黄上刮下几克药粉，用纱布包好。每天晚上睡觉之前在患处敷一次，每次敷一晚，坚持敷就能治愈孩子的淋巴结炎。

小儿腮腺炎，外敷仙人掌

流行性腮腺炎又叫痄腮，是细菌或病毒引起的急性传染病。半年前，有位女士抱着个孩子急匆匆走到诊所，一进门，她就急着对我说："医生，您快看看，我的孩子发烧了。"

我让她坐了下来，之后对孩子进行了一番检查，发现孩子总是摸自己的腮帮子，我摸着孩子的腮帮子轻声问道："是不是这里不舒服啊？"孩子点了点头，说这里又痒又痛，就好像里面有什么东西，非常难受。我仔细摸了摸孩子的腮部，发现孩子耳下的腮部有点肿胀，我怀疑孩子得的并不是普通的感冒，而是流行性腮腺炎。我问孩子的妈妈孩子是不是和腮腺炎患儿一起玩耍过？孩子的妈妈摇了摇头说："不清楚，我平时不在家，一般都是把孩子放到托儿所，周六日的时候孩子的奶奶带着，通常都是和同小区的其他孩子一起玩耍。"

我告诉那位女士，孩子出现的流行性腮腺炎很可能是被其他患儿传染上的。不过血检的结果显示，白细胞并未升高，为病毒性感染。

如果孩子出现的是细菌性感染，可以通过抗生素进行短期治疗，可如果孩子出现的是病毒性感染，可采用仙人掌外敷的方法来治疗。

具体操作：取适量仙人掌，去刺之后捣碎，平摊在方纱上，外敷到患儿的腮部，每天换药 2~3 次，连续敷两三天就能消肿。如果效果不明显可继续敷至 5 天。

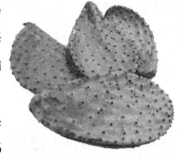

配合金银花黄芩豆汤这个内服方的效果更佳。具体做法：取金银花 15 克，黄芩 6 克，赤小豆、绿豆各 30 克，倒入适量清水，一同煎汁，调入少量白糖即可，每天 1 剂，分成 2 次服下。

内服，外敷方都有了，还要注意让孩子多休息，多喝温开水，同时吃些营养丰富，容易消化的半流食或软食，如粥、汤、蛋羹等，忌吃酸味、辛辣、甜味、干硬的食物，防止加重腮腺肿痛。

那位女士回去之后按照我的方法为孩子治病，第三天前来复诊的时候孩子的腮腺肿就痊愈了。

外敷方中所用的仙人掌性寒味苦，入心经，肺经和胃经，有行气活血，清热解毒之功，能加速血液循环，改善微循环。研究表明，仙人掌在抑制炎症过程中血管通透性增加、减轻水肿，所以，临床上经常用捣烂的仙人掌外敷治疗腮腺炎、早期乳腺炎。

如果在仙人掌中加入青黛，治疗痄腮的效果更佳。青黛性寒，归肝经，肺经和胃经，有清热解毒、凉血消斑、清肝泻火、定惊等功效。现代研究表明，青黛对多种病毒、致病菌都有抑制之功，将仙人掌和青黛一同外敷到患处，即有清热解毒、软坚散结之功。

银花黄芩豆汤中的金银花抗菌作用广泛，能有效抑制金黄色葡萄球菌、白色葡萄球菌、伤寒杆菌、结核杆菌、肺炎双球菌等；黄芩清虚上行，苦寒清燥，泻火解毒。

不过提醒家长们注意一点，腮腺炎可以分成病毒性腮腺炎和化脓性腮腺炎两种，而上述所推荐的内服外敷之方对应的是病毒性腮腺炎。因此，孩子患上腮腺炎之后首先要做的就是确诊其出现的究竟是病毒性腮腺炎还是化脓性腮腺炎，对症治疗才能取得良效。

 # 小儿蛲虫病，苦楝子塞肛门

小儿蛲虫病是一种常见的小儿肠道寄生虫病，通过感染，易在家庭和集体机构中流行，临床表现包括：肛门、会阴部瘙痒，睡眠不安等，偶尔会导致异位性并发症。

前段时间有位家长打电话咨询，说自己5岁的女儿最近晚上经常不肯睡觉，烦躁不安，而且总是不自主地挠肛门，让她不要挠了她就说痒。而且孩子最近的食欲也不怎么好，有时候还会恶心、呕吐。我让那位家长仔细观察一下孩子的肛门，观察之后她告诉我说，女儿的小屁股已经被挠坏了，而且肛门处发现了些白色似线头的小虫子。听完这位妈妈的叙述，我断定这个孩子出现的是蛲虫病。

我嘱咐她找来一个成熟的苦楝子，洗净之后用热水泡软去皮，之后塞入孩子的肛门内，每天晚上睡觉之前换一个。而且要注意，和患者同床者也应当同治，每天用热水煮洗内裤，以绝灭传染源。平时勤给孩子换洗内衣裤，让孩子多注意卫生问题，经常给孩子洗手，改掉孩子吮吸手指的习惯，如此一来，小儿患蛲虫病的概率就会大大减少。

那位妈妈采用我教给她的方法给女儿连续塞肛门不到一个星期就打电话告诉我说孩子现在睡得比以前踏实多了，也不挠肛门了，吃饭也比以前香了。

苦楝子树很常见，易成活，成材快。苦楝子就是指苦楝树成熟的果实。苦楝树的树皮、果实都能入药，《本草纲目》中记载着苦楝"味苦，性寒，有毒，为杀虫燥湿之良药。入肝脾胃经，能治蛔虫，驱蛲虫……"由此可见，苦楝子能治疗寄生虫病。

在孩子出现蛲虫病的时候家长可以采用此法治疗，但是如果孩子尚未出现蛲虫病，身体健康，家长应当注意预防小儿蛲虫病。小儿蛲虫病最常见的传播途径为：粪—手—口。孩子接触过带蛲虫卵的玩具、食物、衣物之后，或通过口鼻吸入空气里面的蛲虫卵，之后吞到消化道内，就感染了蛲虫病。雌性蛲虫喜欢夜间爬到肛门周围产卵，虫卵加上雌虫刺激，因此患儿到了晚上会非常痒，此时若孩子伸手去抓肛门，手指上就会沾些蛲虫卵，年龄小的孩子喜欢吮吸手指，或者刚刚玩耍过还没洗手就拿东西来吃，再度被感染。

孩子患上蛲虫病之后会变得焦躁不安，用苦楝子塞肛门，直接在病变处用药，效果显著。现代药理学研究表明，苦楝子治蛲虫病的效果最佳，因为苦楝子里面含多种杀虫活性物质，特别是苦楝子素，有诱杀虫类的作用。

小儿暑热，薄荷外用暑热消

到了夏季，暑热之气袭来，浑身不舒服，人变得慵懒，不愿意动弹，甚至有人会因为天气太过炎热而中暑、被晒死。对于孩子来说，暑热就更难以忍受了，因为孩子的下丘脑体温调节中枢尚未发育成熟，在这样的天气中大人会挥汗如雨，孩子却很少出汗，有些孩子甚至一点汗液都没有，此即为中医上提到的汗少或汗闭。

汗少或无汗的孩子会口渴，饮水量大，排尿量也随之增加，年纪小点的婴儿经常会哭闹，稍微大点的孩子烦躁多动，这是因孩子的体温无法自我调节、热闭脏腑而导致的。此时家长可以量量孩子的体温，虽然不高，但却是发热的前兆。

夏天一定要给孩子补好水，这个时候孩子如果缺水很容易生热病，之后通过排尿的方式为孩子解热。

除了喝水，吃药也是不错的解暑方法。到了夏天，很多成年人会在自己感到不舒服的时候喝上一瓶藿香正气，或者吃些清热泻火药，以解除身体中的烦热。但是孩子就不能通过服药来降暑了，因为孩子的脾胃尚稚嫩，服用这些药会导致腹泻。

对于夏季易中暑的孩子，我通常会推荐泡脚解暑热、泻火除烦的方法。具体操作：取十几片的薄荷叶放到锅中，倒入适量清水，水沸后倒入盆子内，至水温后让孩子泡脚。每天临睡前让孩子泡上十几分钟就可以了。这时你再摸孩子的皮肤就不会觉得干烫了。

薄荷味辛能散，性凉而清，能通利头面，祛除诸热之风邪。热邪消失了，人就会觉得神清气爽。

足太阳膀胱经、足少阳胆经、足厥阴肝经都经过脚上，用薄荷水泡脚，清凉之气透过穴位、经络，泻火除烦，效果是非常好的。泡脚的过程中可以同时用薄荷水擦孩子的手心和胸口，清除"五心"之烦热，彻底消除脏腑中的热。

家长千万不要忽视夏季炎热给孩子带来的伤害。轻症者会上火、心烦，重症者甚至会高热、惊厥、抽搐。孩子出现上述症状都可以采用薄荷外用法来治疗。孩子感受不到燥热了，自然也就不会哭闹了，睡得安稳，露出可爱的笑脸。

 # 小儿夜间哮喘，脚底敷葱姜

支气管哮喘是一种反复发作性咳嗽、喘鸣、呼吸困难，同时伴随着气道高反应性的可逆性、梗阻性呼吸道疾病。儿童哮喘的病因和遗传、环境因素有很大关系。除了遗传因素外，病毒感染，吸入花粉、尘埃、化学物质等，也都会诱发哮喘。发达国家的儿童发生哮喘的概率比落后国家更高，城市比农村高，这和环境污染有很大的关系。

近年来，儿童哮喘的发病率逐年上升，哮喘的发病年龄越来越小，严重威胁着患儿的身体健康。尤其在冬春季节，很多孩子一伤风就会激起哮喘。

去年冬天，一对夫妇带着5岁的儿子来诊所看病。孩子的妈妈告诉我，孩子去年患上了支气管哮喘，一着凉哮喘就会发作，每天晚上睡觉的时候都会咳得非常厉害，尤其是晚上7：00~9：00，和清晨6：00~8：00这段时间，药虽然没少吃，但哮喘反复发作。夫妻俩看孩子哮喘发作时候的难受样，真恨不得自己替孩子受这个罪。

从孩子进门没多久我就发现了孩子的异常，虽然孩子坐在我对面，但我却清晰地听到孩子呼哧呼哧的喘息声，我用听诊器听了听孩子的两肺，能听到广泛的哮鸣音，呼气的声音延长。之后看了看她的舌苔，舌苔白腻，脉搏快而浮，是寒性哮喘。

我给孩子开了些特布他林和波尼松，并嘱咐家长使用时严格控制用量，病情得到缓解之后就不要让孩子继续服用，否则不利于孩子的身体健康。等到孩子的病情被控制之后，用姜葱敷孩子的脚心辅助治疗，降低反复发作的概率。

具体操作：每天晚上睡觉以前用热水泡脚 10～15 分钟，取鲜葱白 50 克，鲜生姜 15 克，一同捣成泥，敷到足心（涌泉穴和偏第 4、5 跖骨处），4 厘米见方，不能敷得太厚，用纱布包好，第二天起床的时候除掉，每天晚上敷 1 次，2 个星期为 1 疗程，疗程之间休息 1 个星期，通常连续敷 1～3 个疗程。

那对夫妇回去之后如法操作，如今孩子的哮喘症状已经基本消失。孩子的妈妈告诉我，每次孩子刚有咳嗽症状时，她就会给孩子外敷葱姜，将哮喘扼杀在萌芽状态。

常见的治疗小儿哮喘的药物包括：速效 β_2 受体激动剂、糖皮质激素等，不过停药之后易复发，长期使用会有显著的副作用。通过中医中药治疗哮喘虽然见效缓慢，但重点是扶正祛邪，效果比较巩固，结合现代医学治疗的效果更佳。

中医将哮喘分为寒、热两型，上述偏方治疗的是风寒导致的咳喘。生姜性温味辛，含挥发油和姜辣素，有抗炎消肿之功；生姜醇提取物可以兴奋血管，运动中枢和呼吸中枢，并且能够不同程度地抑杀伤寒杆菌、霍乱弧菌、肺炎双球菌等。

葱性温味辛，入肺经和胃经，内含挥发油，油内含蒜素、二烯丙基硫醚、苹果酸、维生素 C、维生素 B、铁盐等，有发汗解表、散寒通阳之功，能够有效抑制白喉杆菌、结核杆菌、葡萄球菌、链球菌等。现代药理学研究发现，葱白内含的葱油能从肺呼出，刺激支气管分泌，进而祛痰。

生姜与葱同样有非常好的协同作用，可促进血液循环，兴奋呼吸中枢、血管运动中枢、交感神经，两药所敷的地方包括足底肾上腺、肺部反射区和涌泉穴，涌泉穴为人体之要穴，能强壮身体。将药物、穴位和反射区配合在一起，能提升疗效，有效治疗哮喘。

不过在此提醒家长们注意一点，哮喘多发生在夜间，尤其是首次发作，症状比较严重，要立即到医院救治。轻、中症哮喘可以在家中自行治疗、护理，发作的时候遵照医嘱让孩子吸入特布他林和沙丁胺醇等，并且在家中安装加湿器，保持房间的湿度，让孩子的呼吸更为顺畅。

如果孩子有痰却无力咳出，家长可以让孩子略微弯背，五指并拢轻拍孩子的背部，从边缘向中心拍，之后从下向上拍，边打边拍，同时鼓励孩子将痰咳出。此外，家长还要注意，哮喘患儿的饮食要尽量清淡一些，平时让患儿多吃些新鲜果蔬，忌食生冷寒凉、刺激性食物，多喝温水，补充体内所缺失的水分。

 # 新生儿感冒，中药做枕鼻自通

孩子刚出生没多久就感冒了，家长通常是非常着急的，虽然感冒不是什么大病，但是新生儿的用药忌讳太多，即使是给孩子哺乳的妈妈都不能随便用药，更别说小儿本身了，在这种情况下，全家人只剩下焦头烂额的份儿了……

前段时间，有位妈妈抱着个3个月大的婴儿来诊所看病，孩子的妈妈告诉我，前几天抱着孩子去照百天照，不小心着了凉，回家之后孩子的呼吸就变得不正常了，喝几口奶就要停上一会儿，张着小嘴吸气，晚上睡觉的时候也因为呼吸不畅而辗转反侧。孩子还这么小，不能随便用药，全家人都很着急。

新生儿的鼻腔比较小，鼻黏膜嫩，感冒的时候鼻黏膜会充血肿胀，鼻腔中的分泌物会增多，易导致鼻子不通气，此时不要因为心急而给宝宝用通鼻药，因为很多药物里面都含有麻黄碱，滴药的时候宝宝会咽下药汁，产生毒副作用。

我并没有给患儿开内服方，因为孩子实在是太小了，而是给他开了个中药外用方。我嘱咐孩子的妈妈回去之后取生艾叶200克，辛夷40克，一同碾成绒状，挑出其中的硬梗枝，之后用手绢将其包缝成枕，让孩子当成枕头来枕就可以了，2天换一次药。对于症状严重的患儿，家长可以直接取艾叶10克，用纱布包好敷到前囟处。

从中医的角度上说，鼻塞、流清涕多为受风寒湿邪导致的，艾叶性温，能温经止血、散寒止痛，辛香能通经开窍。生艾叶性燥，祛寒燥湿之功更佳。现代研究表明，艾叶里面含有挥发油，能抗炎、抗过敏、抗病原微生物，用其煎汤熏洗，即可治疗过敏性鼻炎、防感冒。

辛夷又叫木兰、望春花，揉碎之后香气扑鼻，能散风寒、通鼻窍，经常用其治疗风寒头痛、鼻塞，现代药理学研究表明，辛夷能收缩鼻黏膜血管，保护鼻黏膜，促进鼻黏膜分泌物之吸收，缓解炎症，让鼻腔通畅的同时抗病原微生物。辛夷和艾叶同用，二者协同，能提升艾叶之疗效。

虽然此法见效比较慢，但是无毒副作用，非常适合新生儿。不过此法用在四个月以内的患儿身上效果比较显著，对于稍大些的孩子来说疗效比较差，成人的效果就更差了。因为新生儿的睡眠时间久，接触药物的时间比较长，黏膜血管丰富，药物很容易渗透到体内。

如果孩子只有一两个月，艾叶和辛夷的用量都要减半。此外，选择艾叶时要挑选背面灰白色、绒毛多、香气浓郁、质地柔软、叶厚色青者，因为这种艾叶的效果更佳。

但是提醒家长们注意一点，这种方法只适合由于风寒感冒引起的鼻塞，如果孩子是由于鼻炎、鼻腔异物等出现的鼻塞，采用这种方法是没什么效果的，所以家长在为孩子用药之前要先分析孩子的具体情况，看看孩子的鼻塞究竟是生理性的还是病理性的，生理性鼻塞即小儿鼻腔发育不完全导致的分泌物堵塞，直接用棉签轻轻地帮孩子清理处鼻腔中的分泌物即可。

如果是病理性的，要辨别是哪种疾病引发的鼻塞，如果新生儿患有轻微的鼻炎，家长可以搓热双手，之后用温热的手轻轻按摩孩子的鼻子两侧，由上向下，由鼻梁到鼻翼，鼻翼两侧可多按压一会儿，或是直接用热水产生的蒸气熏蒸孩子的鼻子，之后将热毛巾敷到孩子的鼻子上，每天敷3次，连续敷2天，能减轻鼻黏膜充血，不过操作的过程中要注意不能烫伤孩子的肌肤。

若小儿鼻塞为鼻腔分泌物过多导致的，不能用硬物或手挖孩子的鼻子，防止损伤孩子的鼻黏膜，诱发鼻出血，这种情况下可以在婴儿的鼻腔中滴一滴母乳，等到分泌物软化之后，取一根细棉签蘸些水，轻轻地探入孩子的鼻孔之中，慢慢旋转，之后卷出分泌物。

如果孩子的鼻塞情况已经非常严重，甚至影响到了正常的呼吸，家长应当及时带着孩子去医院诊治。

 ## 小儿鹅口疮，柠檬汁漱口效果好

一天下午，一位年轻的妈妈抱着个2岁大的女孩来到诊所，妈妈说女儿最近经常说自己嘴疼，一吃饭就痛得掉眼泪。后来妈妈扒开孩子的嘴，发现孩子的嘴里好像有一些白色奶渍，总是沾在舌头上。

我把孩子抱了过来，轻轻翻开孩子的嘴唇，发现孩子的口腔黏膜有些发红，舌头上分布着很多白屑，就好像雪片，于是断定孩子出现的是鹅口疮。不过这个孩子的鹅口疮症状并不严重，我先用小苏打溶液给孩子清洗了口腔，之后在其创面涂了些药水，处理的过程中孩子并没有哭。处理完后，我告诉孩子的妈妈，不要给孩子用别的药，直接用柠檬汁漱口就行了。

具体做法：取 1 个新鲜的柠檬，榨汁，取其果汁和水以 2：1 的比例兑好，取一半的稀释柠檬水漱口，在口中停留几分钟之后吐出，之后将另一半含在口内，让其尽量多在口腔内停留一会儿，充分和病灶接触。

坚持这种方法 10 天之后，那位妈妈带着孩子来复诊，这时孩子口内的白色鹅口疮已经消失，虽然如此，我还是嘱咐她继续采用此法为孩子治疗 1 个星期巩固治疗，以免病情复发。

柠檬性平，味酸甘，入肝经和胃经，有生津、健脾胃之功；现代药理学研究表明，柠檬里面的烟酸、有机酸有非常强的抗炎杀菌之功，从柠檬里面提出的柠檬醛有直接抗菌之功，能有效杀灭念珠菌。西药里面的抗真菌药不多，而且副作用比较大，只适合短期治疗。

食材和中药中的抗真菌之品很多：柠檬、大蒜、茴香、肉桂、紫苏、丁香等，均有抗真菌之功。

不过要注意，柠檬汁对口腔有一定的刺激性，不适合太小的宝宝含漱，也不适合不能适应刺激或对柠檬过敏的患儿。

有阴道霉菌病的产妇生产前要积极治疗，因为鹅口疮会在宝宝出生的时候经产道感染而发；长时间应用光谱抗菌药或激素、营养不良、经常腹泻的患儿都易患鹅口疮，因此做好预防工作能大大降低发病概率。

哺乳期妈妈应当注意对患儿的乳具进行清洁消毒，婴幼儿的餐具要经常消毒、晾晒，平时多带着幼儿到户外活动，以提升幼儿的抗病能力，特别是不能滥用抗生素，以免孩子身体中的菌群失调，这是导致小儿鹅口疮发生的重要诱因。

按摩调养：

揉揉按按，不生病的传统良方

　　按摩调养时，通过作用于小儿体表的特定穴位使经络、气血畅通，进而调整脏腑功能，保健治病。通过这种方法为患儿治病的最大特点就是无毒副作用。对于孩子来说，生病可怕，但有的时候用药更可怕，孩子的身体娇嫩，稍不留神就可能吃了不宜的药而伤及脏腑，而按摩调养就不存在这个问题，妈妈每天按一按，宝宝身体强又健！

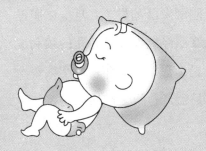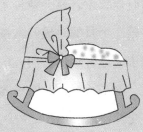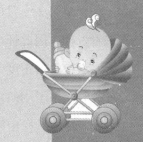

生强壮宝宝,孕期按摩很重要

每个家长都希望自己的孩子聪明乖巧、健康强壮,可是现在偏偏有很多的孩子脾气暴躁,经常在学校里打架斗殴,在家里与父母对抗,让家长们愁闷不已;或是怯怯懦懦,身体虚弱,三天两头生病……其实,想让孩子出生时拥有好性格、好身体并不是什么难事,怀孕期间做做按摩,让自己的孩子赢在起跑线上。

◈ 孕1月,按肝经

怀孕第1个月靠的都是足厥阴肝经来养的,胚胎为精子、卵子的结合体,育种的关键就是拥有平和的心态、耐心,忌发怒,因为怒会伤及肝气,导致肝经失调。因此,如果你由于发怒而无法控制地出现头晕、耳鸣、口苦、胁肋痛等症,应当想想自己腹中的胎儿。生气的时候可以通过按揉太冲穴来调理肝气,由大脚趾按到太冲穴、内脚踝、膝盖、大腿内侧、小腹,直到胃旁边,按摩整条肝经。

◈ 孕2月,按胆经

怀孕第2个月的时候,胎膏就会像种子刚刚发酵的样子,足少阳胆经主管发酵,因此怀孕第2个月的时候经常按摩胆经能够促进胎儿的顺利成长。从中医的角度上说,最容易伤害胆经的是惊恐,即惊吓。怀孕第2个月的时候种子刚萌发,尚未长根,此时很容易流产,很多孕妇都是在怀孕第2个月的时候由于受惊吓流了产。

经常按摩胆经能让胆经上的气血更加旺盛,给自己壮胆,同时保胎。特别是身体虚、身体瘦小、天生胆小的女性,怀孕第2个月的时候更要重视胆经的按摩。此外,孕妇还应注意远离是非,防止受到惊吓。

◈ 孕 3 月，按心包经

怀孕 3 个月的时候胎儿就能长成人形，通过图像即可看出胎儿的体表和体态特征，这些体征决定着胎儿的气质。而手厥阴心包经主管着人的"神"，熬夜、失眠、心慌、心悸等均会伤神，因此，孕妇怀孕 3 个月的时候要注意多休息，养足精神，平时多吃些大枣宁心安神，临睡前按摩心包经。

《景岳全书》之中甚至认为怀孕 3 个月的时候孩子能够感受到妈妈的言行举止，想让孩子品貌端正、行为正派，成为学者或有身份的人，应当从怀孕第 3 个月开始关注自己的行为举止，改掉不良习性，没事看看书报。

◈ 孕 4 月，按三焦经

《巢氏病源论》上有云："四月始成血脉，手少阳脉养之。"手少阳脉即手少阳三焦经，它沿着无名指外侧向上，经手背第 4、5 掌骨之间，之后向上经过腕背、肘尖至肩部，三焦入胸的部分我们是看不到的，不过它出胸后沿着耳前、耳后达到外眼角。

按摩、通调三焦经的方法非常简单，呈坐位，用左手按摩右臂和左耳前、耳后，之后用右手按摩左手臂和耳前、耳后，依次按十几遍，即可缓解女性妊娠期呕吐、恶心、食欲下降、胸内烦闷等症，而这些症状是三焦不通导致的。

如果上中下三焦均不通，胎儿则无法从血脉之中获得充足的养分，很多先天性疾病会在怀孕 4 个月时形成，因此，按摩三焦经能够增强孩子身体中的气血，提升孩子的体质。

◈ 孕 5 月，按脾经

怀胎 5 个月的时候，即第 18～20 周，此时胎儿的气已经养成，气成就会有胎动，此时孕妇开始有胎动。若孕妇的饮食不正常，摄入的营养就会不够孩子吸收，胎动就会反常。此时可以通过按摩经络调理脾气。足太阴脾经由大脚趾内侧开始，经第一趾关节上行到内踝前面，沿着胫骨后缘向上，经过膝盖、股内侧进入腹内。

不过脾经的循经按摩对于已经怀孕 5 个月的孕妇来说自己来做有些难，此时可以让家人帮忙按摩，促进胎儿发育得更加健康。

◈ 孕 6 月，按胃经

怀孕 6 个月的时候胎儿的筋就形成了，说明孩子的身体有了柔韧性，胎动会越来越频繁。孩子的经脉健康状况取决于孕妇的足阳明胃经健康与否。此外，胎儿的体积越来越大，孕妇的胃容量会越来越小，因此，很多孕妇虽然很饿，可是吃点东西就饱了，怀孕 6 个月的女性要注意少食多餐，如此即可满足孩子的经脉对营养的需求。不过提醒大家注意一点，多餐容易伤胃，因此每次吃完饭后都要多按摩胃经。胃经、脾经都源于脚上，因此还是需要家人帮助按摩。

◈ 孕 7、8 月，按肺经、大肠经

皮肤和骨骼一表一里，正对应手太阳肺经和手阳明大肠经的表里关系。这两条经络位于上肢，怀孕的女性可以轻松触到，在这两个月份按摩这两条经络就是在为孩子强骨健肤做准备。每天按摩十几次或几十次，给胎儿补钙的同时还可让孩子出生之后拥有柔软而光滑的肌肤。

◈ 孕 9、10 月，按肾经

很多孩子出生之后头发黄而稀少，主要是妈妈肾气虚导致的，母体肾气强盛，生下来的孩子的头发就会黑而浓密。肾脏的真气不但能让胎儿的头发浓密，还能固胎，因此，肾气虚的女性怀孕之后孩子多会提前十几天出生，甚至会早产，此时按摩足少阴肾经能强肾固胎。最好从怀孕或准备怀孕的时候就开始按摩肾经，从怀孕第 9 个月开始按摩足少阴肾经。

宝宝吐奶，轻揉腹部消化好

吐奶是婴儿常见现象，指的是胃内的食物被强有力地排空。新生儿之所以易吐奶，和他们的胃部、喉部尚未发育成熟有着很大的关系。

前段时间有位年轻的妈妈抱着个 3 个月大的婴儿来诊所看病。孩子的妈妈告诉我，不知道为什么，孩子总是吐奶，虽然喂奶的过程中妈妈已经非常小心翼翼了，但孩子的吐奶现象却丝毫没有得到改善。

我对孩子做了些体表检查，之后又问了一下孩子的二便情况。孩子的妈妈告诉我，孩子还是能喝奶的，大小便也基本正常。既然如此，应该不是肠道病变导致的吐奶。从中医的角度上说，这个孩子出现的吐奶应该是脾虚、无法下纳导致的。婴幼儿的胃肠功能发育还不完善，胃的入口——贲门的收缩功能较弱，而且孩子的胃在腹腔之中处于水平位置，很容易由于喂奶姿势不当而吸入大量空气，喝过奶之后由于打嗝、嗳气等因素吐奶或溢奶。

吐奶经常发生在 4 个月内的婴幼儿身上，4 个月之后，婴幼儿的肠胃功能逐渐完善，吐奶的次数也会跟着减少。

我并没有给患儿开方，因为孩子太小了，直接用药恐对身体不利，而是给患儿的妈妈推荐了个揉腹的方法，嘱咐她回去之后多给孩子做做腹部按摩，通过按摩刺激婴儿身体上的相关穴位和部位，即可缓解病情、改善体质。

具体操作：以婴儿的肚脐为中心，四指并拢，沿着顺时针的方向轻轻按摩，力度适中，幅度不能太大，按摩的最佳时间是宝宝两次吃饭间，不能在吃奶之后立刻按摩，防止加重呕吐。每次按摩 5 ~ 10 分钟，隔 4 ~ 6 小时按摩1次，坚持按摩几个星期之后，孩子的吐奶现象就会减少，这时按摩的次数也随之减少。按摩时，用力点是向下，而并非周围，手指与皮肤之间不形成摩擦，按摩完后，皮肤不发红即可。

那位妈妈回去之后如法操作，3天之后前来复诊时，她告诉我，孩子的吐奶现象已经得到了显著的改善。

不过在此提醒家长们注意一点，这种方法仅适合由于脾虚而吐奶，出现便秘、上火症状的患儿，如果患儿出现的是腹泻症状，应当逆时针为孩子按摩，即可有效止泻。如果是由于肠胃炎等急性疾病而呕吐、腹泻，靠按摩是不能治愈的，一定要及时带着孩子去看医生，通过药物达到治疗的目的。

宝宝不乖,清清肝经

外甥女小的时候，姐姐给她取了个外号"牛魔王"，为什么叫这个名字呢？因为姐姐根本惹不了这个"小姑奶奶"，虽然只有5岁，可脾气却非常不好，稍微不顺她的心意她就会又哭又闹的，而且哭起来没完，就连学校的老师都曾摇头对姐姐说："这个孩子真的很不听话。"

当时我才刚毕业，对于中医上的很多知识也是一知半解，但是有一点是可以确定的，人的脾气和肝有着一定的关系。我当时就想，外甥女之所以脾气这么大，很可能是肝疏泄太过导致的，于是我就给姐姐推荐了清肝经的方法，让她先试一试。

具体操作：食指末节的螺纹面就是肝经的纹路，用拇指从食指指根向指尖的方向推就是在清肝经。每天晚上临睡前给孩子清肝经500次，掐小天心（位于手掌根部，大鱼际和小鱼际相接处）5次，之后揉小天心300次。

姐姐是个很有耐心的人，每天晚上都会抓着外甥女的小手给她做按摩，眼见得孩子的脾气一天天好转，姐姐和我都很开心。

清肝经除了可以改善"宝宝不乖"之外，还能治疗小儿高烧导致的惊厥、抽搐。先给孩子清肝经300次，之后掐山根穴（两眼内眦连线中点与印堂之间的斜坡上）5次，注意山根穴上不能用推法；之后给孩子清天河水（从掌心向着肘方向推）300次，以退热。清天河水的时候，可以放些介质在天河水中，如薄荷水、纯净水等。每推十几次滴2滴，能够达到辛凉开窍的目的。

孩子小腿抽筋的时候也可以采用这种方法，从中医的角度上说，孩子小腿抽筋主要是肝风内动、筋脉拘挛导致的。无论诱因是什么，只要每次给孩子清肝经50次，之后按膝眼（膝盖下的凹陷处）20次，揉膝眼100次，按三阴交（足内踝尖上3寸，胫骨内侧缘后方）5次，揉三阴交30次即可改善小儿腿抽筋。

肝常有余的时候，首先要做的是清肝经，按揉脾俞（背部，第11胸椎棘突下，旁开1.5寸处）、山根（即鼻梁）、天河水（位于前臂正中总筋至洪池成一直线）、膝眼、三阴交等穴都是辅助方法，能够有效治疗孩子由于肝有余而出现的各种病症。

新生儿黄疸，推推脾经

医学上将未满月（出生28天内）的新生儿的黄疸称作新生儿黄疸，新生儿黄疸指的是新生儿时期胆红素代谢异常，导致血液里面的胆红素水平上升，表现出皮肤、黏膜和巩膜黄疸为特征的病症，本病可分为生理性和病理性两大类。其中，生理性黄疸于出生之后2～3天出现，4～6天为高峰，7～10 天消退，早产儿持续时间比较久，除了存在轻微的食欲不振之外，没有其他临床症状。如果孩子出生之后 24 小时就出现了黄疸，每天血清胆红素升高超过 5mg/dL 或每小时 >0.5mg/dL；持续的时间比较久，足月儿 >2 星期，早产儿 >4 星期仍不退，甚至加深加重或消退之后重复出现，或出生之后一周到数周内才开始出现黄疸，都叫作病理性黄疸。

孩子刚出生的时候，多数都存在生理性黄疸，医生通常会告诉你不用担心，过几天就能退，但是有的家长看到孩子身上的黄疸十几天都没退下，内心非常着急。对于这种情况，医生通常会开点助消化药，但是效果一般不是太好。

经过诊断，这类孩子出现的是脾黄，脾黄主要是脾经湿热熏蒸导致的皮肤发黄，也是新生儿脾胃初开、湿气不化导致的。因此，脾健康了，黄疸自然就消退了。但是孩子年纪小的时候是不适合吃药，家长可以帮孩子推推脾经。

给新生儿推脾经的时候力度一定要轻，从拇指的桡侧边缘由指尖向指根的方向推，此即为补发，可以健脾。足月的孩子每天推一次，每次推 200 下，早产儿或不足 6 斤的新生儿，每次推 100 下就可以了。

孩子侧卧时，妈妈可以找出孩子的脾俞穴，之后用手掌的大鱼际轻轻地沿着顺时针的方向揉 50 次即可。通过补脾经、揉脾俞的方法治疗新生儿黄疸，连续按摩十几天即可看出效果。操作简单。

新生儿的生长速度是非常快的，对营养的需求量比较大，但是小儿脾常不足，消化、吸收功能尚未完善，很容易伤食，表现出腹泻、营养不良。所以，父母一定要学会给 1 岁以内的孩子补脾经，即使孩子没有出现黄疸，也应当每天轻轻地给孩子推脾经 100 次。

脾虚的孩子经常会腹泻，腹泻的病在腹，因此在为孩子补脾的同时还应当注意保养孩子的腹部，轻轻地为孩子推腹、摩腹：用双手的拇指从剑突（位于胸骨体下端，上端和胸骨体相连，下端游离，约平对第九胸椎）下沿着肋弓边缘，或者从中脘穴（胸骨下端和肚脐连接线中点处）到肚脐，向两旁分推100次，此为推腹，用手掌掌心或四指指腹按摩5分钟，此为摩腹，沿着逆时针的方向按摩是止泻，沿着顺时针的方向按摩是消食导滞、通便。

在孩子出现伤食、呕吐、恶心等症的时候，病灶在胃，应当注意给孩子清胃经，能够让胃气下降，进而消除恶心、呕吐等症。具体操作：用拇指从孩子的掌根轻轻地推到拇指根部，每天推100次。清胃经有除烦止渴之功，能够治疗肥胖儿由于胃火过盛而出现的便秘、牙龈肿痛等症。而身形瘦小，消化不良，食欲不佳的脾胃虚弱的孩子应当选择补胃法，具体操作就是沿着反方向推，3岁以内的孩子每天推100次，3岁以上的孩子每天推300次。

通过补孩子的脾经治疗孩子的脾病时，最好要按揉孩子的足三里穴（位于小腿外侧，犊鼻下3寸）50～100次，进而调和诸穴，调中理气、通络导滞、健脾和胃。

调理好孩子的脾胃，孩子自然吃得多、消化得好、长得快，看到宝宝健康成长，妈妈也一定会感到欣慰。简简单单按一按，宝宝身体更健康！

 # 过敏湿疹，按摩抗敏解瘙痒

很多患儿出现湿疹是因为炎热天气喝冷饮，外在湿热和内在湿气相合更容易并发瘙痒难忍的湿疹，甚至会加重已患的湿疹。湿疹除了会导致瘙痒难忍之外，还会导致皮肤表面渗出液体，使其原本范围扩大，难以治愈。

其实湿疹不一定只发生在夏季，一年四季都可能发生，本来就有湿疹的人到了闷热的夏季瘙痒症状会更为显著，甚至抓得满身血痕，仍然止不住痒。未发生湿疹的人到了夏季也容易在四肢关节、皮肤褶皱或是和衣服摩擦的地方出现表面色暗的红斑块，而且伴随着肤屑，甚至会在表面出现湿液体，终日不干，非常难受。

从中医的角度上说，此症很容易发生在身体中易蓄积热的人身上。喜欢吃生冷的孩子经常会伴随过敏症状，如早起不停地打喷嚏、流鼻涕，或经常眼痒、易咳嗽气喘的儿童。所以家长一定要规范孩子的饮食，让孩子远离冰冷和生冷的食物，辛辣刺激食物也要控制摄入量。

已经出现过敏湿疹的孩子除了要忌口之外，家长还应注意不要随意给孩子涂抹药膏，防止不对症而加重孩子的病情。因为湿疹主要是内在湿浊导致的，家长应当从改变孩子的内环境着手治疗孩子出现的过敏湿疹。

湿疹可以分成"湿大于热"和"热大于湿"两大类。湿大于热：舌头表面光滑有津，口虽渴却不多饮，排便以软便为主，甚至便溏，主要为含水量太多，湿气太重导致的，治疗时应当以利湿为主，清热为辅。热大于湿：孩子易口渴、欲喝冰饮，但是喝再多的水液还是觉得口干渴不舒服，舌多白黄夹杂腻苔，多日不排便或者大便干燥难解，用药应当以清热为主，利湿为辅。

中医可以针对个别体质配合内服药物、穴位按摩的方法改善过敏湿疹。对于夏日湿疹，一定要先辨清患者的体质。

改善过敏湿疹的按摩方法：找到曲池穴（手肘外侧肘横纹终点），按摩此穴能治疗荨麻疹、皮炎、疥疮、皮肤瘙痒症等皮肤病，有祛风止痒、清热解毒、抗过敏等功效。找到三阴交穴（小腿内踝上四指处），按摩此穴有活血清热之功，能够缓解瘙痒不适症状。

除了穴位按摩之外，妈妈平时可以给孩子熬一碗利湿健脾粥。具体做法：取山药适量，绿豆、薏仁各 50 克，白米适量。将白米、绿豆、薏仁洗净之后放到水中浸泡 30 分钟；山药去皮后切成方丁，之后将白米、绿豆、薏仁放入锅中炖煮，将熟时放入山药，焖熟即可。此粥有健脾利湿热之功，适合 2 岁以上的患儿服食，6 岁以下的患儿要减半服食。

小儿低烧，按按就退烧

当孩子的体温超过 38.5℃ 的时候，家长会变得心急火燎，因为超过这个温度就已经算是高烧了。没超过这个温度的时候家长可以采取适当的物理方法为孩子的身体降温，但是超出了这个温度就要及时带着孩子就医。

有一种按摩方法就能为孩子退烧，这种方法叫"清天河水"，有清热的作用。具体操作：在孩子的小臂内侧，从手腕的腕横纹终点到肘横纹终点的这条直线就叫天河水。推时可以用大拇指内侧或食指、中指并拢，用食指中指的指腹由下向上直推。这种手法能有效退热、宁心安神。

孩子发烧时，给孩子清天河水 300 次，能疏通心包经，进而泻火清热。此外，从中医的角度上说，心包经和三焦经互为表里，三焦经协调着五脏六腑，能通调水道、运化水谷，能够让五脏六腑的功能更为协调，一心一意地为身体服务。只有三焦畅通，孩子身体的自愈能力才能有所提升。

清天河水的时候可能会有些痛，年龄小的孩子甚至会哭声连连，但是家长们千万不要因此而放弃，坚持清天河水 300 下，也就是三五分钟的事儿。可以一边给孩子讲有趣的故事一边清天河水，这样孩子就能转移一部分注意力。

清天河水之前可以先在孩子的胳膊上涂些润肤露或水润滑一下孩子的

肌肤，否则直接用手指在孩子细嫩的肌肤上推按难免会产生痛感，孩子因此而哭泣。

孩子发烧的时候会大量出汗，很容易造成虚脱，如果孩子脱水过多，很可能导致休克，此时最好给孩子补充些糖盐水。

买一瓶生理盐水，或者直接在温开水中调些糖或盐，没有严格的比例要求，喝的时候不太咸也不太甜就可以了。

 # 小儿发热,推上三关

成年人生病了，不用别人担心，自己就会去治病，可是孩子生病了，说不清道不明，只知道孩子不舒服，又不敢用药，干着急。

小儿发热是一种常见病，很多家长看到孩子发烧时除了焦急还是焦急，根本不知道该从何处入手帮孩子解除疾病的困扰。

外甥女小的时候身体不好，经常发烧，但是我从来都没让姐姐给她用过退烧药，而是让姐姐给外甥女推"上三关"。

孩子的小臂前侧，从腕横纹到肘部成一条直线，即为上三关，用拇指或食、中二指从下向上推，此即为推上三关，每天推 100～300 次，有发汗降热之功。

外甥女很享受姐姐给她推上三关的过程，每次都是还没推完，外甥女的身体就微微发汗，烦躁不安消失了，没一会儿就睡着了。

小儿发热是一种正常的免疫反应。现代研究表明，发热的过程利于白细胞抵抗细菌毒素。从中医的角度上讲，小儿为"纯阳之体"，此外，现在的孩子饮食状况非常好，鱼肉蛋奶的供应充足，孩子的身体中很容易有热，此时一旦受寒，就会诱发风热感冒，表现出发烧，此即为百姓口中的

"寒包火"或"寒包热"。

孩子出现寒包火之后，首先要做的就是发汗解表，如此一来，既能将体表的寒邪驱赶出去，又能将身体中多余的热量散发出去，进而达到退烧的目的。

 # 小儿易感,推拿肺经

孩子身体的各方面的功能尚未发育完全，所以很容易被外邪侵袭，经常患上咳嗽、感冒、发烧等引起的上呼吸道感染，家长们面对此类问题时常常束手无策。

记得有一次，一位多年未见的朋友带着自己5岁的孙子一起来家里做客。闲聊之际，朋友告诉我，自己的孙子虽然年纪不大，可却由于身体状况不佳而三天两头跑医院。虽然全家人在照顾孩子的过程中都已经非常尽力了，可就是无法避免。医生为孩子开了消炎药，每次孩子感冒、咳嗽的时候家里人就会拿出消炎药让孩子吃，通常都能看出效果，可是这一次，已经试过好几种方法都不见效。刚好朋友过来做客，就顺便带着小孙子让我给看看，能不能通过服用中药来改善症状。

我看到那孩子的面色㿠白，白即肺色，说明孩子的肺气虚。孩子穿了很多衣服，朋友说因为孩子易感，所以出门的时候都会多给他加上几件衣服。我用手摸了摸孩子的背部，出了不少的汗水。从中医的角度上说，"汗出，则肺虚，邪易乘虚而入"，所以我对朋友说，以后不要再给孩子穿这么多的衣服了。而且我还给他推荐了一种能够改善孩子病情的方法——推拿肺经。

具体做法：先在无名指末节的螺纹面上找出肺经，每天用拇指沿着逆时针的方向旋转 500 次，此即为补肺经。之后找到膻中穴（前正中线上，两乳头连线的中点），用中指指肚帮孩子按揉 100 次，进而宽胸理气，再给孩子推三关（小儿前臂桡侧缘，掌横纹拇指端同肘横纹拇指端的连线上）200 次来补虚，最后按揉足三里 10 次调和诸穴。

每天晚上睡觉以前给孩子按摩上述穴位一遍，不仅能够给孩子补肺经，而且能够治疗孩子出现的上述症状。

如果孩子流鼻涕，说明孩子出现了伤寒感冒，家长在给孩子补肺经、揉膻中穴的时候可以滴一两滴葱汁或姜汁，如此即可通过葱、姜的药性温散肺内的风寒；看到孩子的鼻子干燥甚至出血时，很可能为肺热引发的，可以从无名指指根向指尖推 200 次，进而清肺经。不过家长们要注意一点，孩子的肺非常虚弱，因此清补要同时进行，清完以后还要补 300 次。

如果补肺经的同时孩子咳嗽生痰了，家长可以配合专门的祛痰穴，用食指指端按揉乳根穴（乳头直下，乳房根部，第 5 肋间隙，距前正中线 4 寸处）50 次，于孩子的腋下搓摩胁肋 100 次，进而降肺气、化痰止咳。

孩子出现喘症的时候，家长也应当从补肺经入手，定喘是次要的，因为喘是肺气严重受损所致。先按揉天突穴（颈部，前正中线上，胸骨上窝中央处）30 次，之后按揉背部肺俞（背部，第 3 胸椎棘突下，旁开 1.5 寸处）100 次，即可有效为孩子定喘止咳。

孩子患上呼吸道感染疾病的时候，家长不要一个劲儿地让孩子服用抗生素，应当抽时间给孩子做做经络按摩，坚持每天按摩上述穴位，肺咳、肺喘等疾病就不会再缠着孩子不放了，而且能够大大减少各种药物的使用量，为孩子未来的身体健康打下基础。

小儿咳嗽，按摩能止咳

小儿咳嗽是一种常见症状，孩子出现咳嗽症状的时候，家长先不要急着给孩子用药，可以采用以下几种按摩方法止咳：

◈ 分推肩胛骨

在我们的肩胛骨上分布着两个穴位：肺俞穴（位于第 3 胸椎棘突旁开1.5 寸处）、风门穴（位于背部，从朝向大椎下的第 2 个凹洼的中心，左右各约 2 厘米处）。

中医认为肺俞穴能补虚清热，就是说孩子肺气虚弱的时候可以补虚，孩子肺内有热的时候可以清热。风门穴掌管风邪出入身体，能治疗风眩头痛、鼻不利、打喷嚏、流鼻涕等。

可以每天早晚给孩子分推肩胛骨 100 次之后配合药物治疗，你就会发现孩子的咳嗽好得很快。孩子病情较轻的话，推推肩胛骨即可病愈。

即使孩子平时没有出现咳嗽的症状，家长也应当注意采取这种方法给孩子推肩胛骨，能够提升孩子的自身免疫功能，以预防咳嗽的发生。

◈ 开天门

用拇指指腹从小儿两眉之间向上直推到额上前发际处，柔和、均匀、有节奏地推。200 ~ 300 次/分，推 50 ~ 100 次。

此法有发汗解表、开窍醒神之功，经常用于治疗感冒、头痛、惊风等症。

◈ 按揉天突

天突穴位于胸骨上窝正中。用拇指或掌根在天突穴上逐渐用力向下按压，或用拇指或中指端吸定在天突穴上，沿着顺时针或逆时针的方向进行旋转按揉。

天突穴有宽胸理气、通利气道、降痰宣肺之功。按揉天突穴能治疗气喘、咳嗽、暴喑、咽喉肿痛、呕逆、瘿瘤、梅核气等症。

◈ 推坎宫

坎宫位于从眉心起到眉梢的一条直线。按摩者用两拇指从眉心向两侧眉梢做分推，推 30 ~ 50 次。

有疏风解表，醒脑明目之功。经常用来治疗外感发热，头痛等。

◈ 揉乳根

乳根穴位于乳头直下 1 肋间，平第 5 肋间隙。按摩者用拇指螺纹面在双侧该穴处按揉 30 ~ 50 次。

有宣肺理气，止咳化痰之功。能治疗咳嗽、胸闷、哮喘等疾病。

◈ 揉肺俞

肺俞穴位于第三胸椎棘突下，督脉身柱穴旁开 1.5 寸。在两侧肺俞穴上按揉 50 次左右。

有益气补肺，止咳化痰之功。可调肺气，补虚损，止咳嗽，适合一切呼吸系统疾病。

◈ 下推膻中

膻中穴位于两乳头连线中点，胸骨正中线上，平第 4 肋间隙。按摩者用食指、中指从胸骨切迹向下推到剑突，共推 50 ~ 100 次。

具有宽胸理气，止咳化痰之功效。适用于呕吐、咳嗽、呃逆、嗳气等疾病。

小儿鼻炎，按按鼻梁

小儿鼻炎就是指鼻腔黏膜和黏膜下组织的炎症，根据发病的急缓和病程长短将其分成急性和慢性鼻炎两类。此外，还有一种常见的和外界环境有关的鼻炎是过敏性鼻炎。小儿急性鼻炎与感冒症状相似，孩子会表现出鼻塞、咽痛、头痛、打喷嚏等症状，多数家长会认为孩子只是普通的感冒，岂不知孩子已经患上了鼻炎。

朋友有两个小孩，大儿子今年已经读高中，小儿子才刚满 6 岁，因为大儿子读的是寄宿学校，家中只剩下小儿子张帅，全家人的疼爱一下子都集中在了小儿子身上。可即使如此，张帅的身体状况依然不好，三天两头感冒，而且每次感冒的时候都会流鼻涕，发展到最后，即使不感冒也是鼻涕成河，一天到晚不停地抹着鼻子，这时爸爸妈妈才意识到孩子的异常，到医院一检查，发现孩子患上了慢性单纯性鼻炎。鼻炎药没少吃，鼻腔喷雾剂没少用，可效果却不是很好。

这不，前几天降温，孩子的鼻炎又犯了。我告诉朋友，儿童慢性鼻炎是一种常见病、多发病，属中医"鼻窒"的范畴，治疗时应当从通散鼻窍、补益肺脾着手，之后配合外治法，解决鼻腔通气引流问题。

我仔细观察了一下孩子的情况，流清涕，量大，于是给孩子开了些能补脾肺的中药，之后嘱咐朋友回去之后每天给孩子按摩印堂穴（两眉之间）、鼻通穴（鼻孔两侧，鼻唇沟上）和迎香穴（鼻翼外缘中点旁，当鼻唇沟中），同时配合按摩合谷穴（手背，第 1、2 掌骨间，当第 2 掌骨桡侧中点处），能缓解鼻塞、流涕症状。

具体操作：用拇指指腹按压印堂穴，至有轻微的压痛感，沿着顺时针的方向按摩 1 分钟左右，之后沿着逆时针的方向按摩 1 分钟；用拇指和食指指腹沿着鼻通穴和迎香穴之间上下稍压移动按摩 2 分钟左右，按摩的时候能感觉到酸痛；将拇指指腹压在合谷穴上，食指指腹在手心侧，双手手指用力按压至孩子产生酸胀感即可，按摩 1~2 分钟，每天按摩 2 次，30天为 1 疗程。

迎香穴为手阳明大肠经之腧穴，能治疗各种鼻疾，宣肺，通利鼻窍，此穴位于鼻唇沟内，和鼻腔神经、血管之间有着密切联系，刺激此穴可以抑制、降低毛细血管壁和细胞通透性，降低炎症渗出，抑制组织胺的形成、释放。并且，刺激此穴还可以疏调手阳明经气，理气行血；鼻通又叫上迎香，可以清热散风，宣通鼻窍，治疗鼻塞。坚持按摩这两个穴位能通经活络，调整气机升降失衡，提升机体免疫力，进而消炎、收缩血管、通鼻窍。

朋友听完我的叙述非常开心，回去之后坚持给孩子做按摩，半个月之后，朋友打电话说孩子的鼻炎症状已经好转。之后我又嘱咐朋友平时多注意孩子的饮食营养，尽量让孩子少吃甜腻之品，多吃新鲜果蔬，以免出现维生素缺乏症。

孩子的脏腑尚娇嫩，肺卫不固，再加上外邪的侵袭，肺气失和，很容易出现鼻塞、鼻痒、流涕等症，而且鼻窍易受病邪攻击，气道受损，所以小儿慢性鼻炎常常反复发作，治疗的时候应当从健脾益气、升阳通窍着手。

中医认为，通过按摩特定的穴位能疏经通络，行气活血，调整脏腑。而从现代医学的角度上说，通过按摩进行物理刺激可以引起生物的物理、化学反应，同时通过神经反射和体液循环调节产生相应的病理生理改变，进而治疗疾病。研究表明，刺激特定的穴位能引起部分蛋白质分解，产生出组织胺、类组织胺类物质，而且按摩的过程中能产生热能，这种热能可以促进毛细血管扩张，加速血液、淋巴循环，进而促进肿胀消除。

小孩的慢性鼻炎发病在鼻黏膜，所以内服中药的同时配合相应的穴位按摩即可有效促进药物的吸收，内外兼治，疗效更佳。

小儿口疮,清清心经

小儿口疮是一种常见疾病，发生口疮时，孩子的口内会疼痛，影响到孩子的正常进食过程，长时间如此，孩子很可能会营养不良。因此，孩子出现口疮的时候一定要及时治疗。

西医认为，口疮是维生素缺乏导致的，平时多吃些青菜就能改善、治愈，虽然这种观点是正确的，但最好的办法是在给孩子补充维生素的同时为孩子按摩经络，这样就能很快看出效果了。

小儿长口疮以前小便会发黄，此为心火旺盛的征兆，也是中医上提到的"心有余"，应当将这部分火泻到小肠，这样心火就会变成黄色的尿液排出体外。中医治病的过程中提倡的是"治根"，因此，清心经之火是治疗小儿口疮、泻心火有余之关键。

中指指尖螺纹面即为心经，五指并拢的时候如同燃烧的火苗，而中指就是火烧得最高最旺的点，如火性炎上。

清心经的具体做法：从指尖向指根方向推孩子的中指300次。此操作即可将心火泻入小肠之中，做完这个动作之后还要记得清清孩子的小肠之火。

小肠经位于小指尺侧边缘，由指尖到指根为一条线，家长拿起孩子的小手，露出尺侧缘，从指根向着指尖的方向推300次即为清小肠经，向反方向推就是补小肠经。看到孩子的小便发黄时就说明需要清小肠经了，看到孩子的小便清长时就说明孩子需要补小肠经了。

清心经和小肠经的同时配合给孩子清天河水 200 次，清天河水时，在孩子的手臂内侧涂些清凉油，如此，孩子满面通红、口舌生疮、高热神昏时，热和火即可迅速被清下去。

曾经有位家长带着 5 岁大的女儿来诊所看病，孩子的妈妈告诉我，不知道为什么孩子就突然不解小便了，经常蹲在地上，尿就一滴滴地向下滴，妈妈连续给孩子吃了几天的头孢都不见效，孩子被尿憋得很难受，全家人都跟着着急，想要给孩子找个利尿通淋的方子。

我让孩子张开嘴，发现孩子的舌尖红得像草莓，而且眉头紧皱、心烦不安，这些都说明孩子的心火旺盛。我并没有给孩子开药方，而是嘱咐孩子的妈妈回去之后给孩子清心经 200 次，此外，摩丹田的时候加四五滴清凉通窍的薄荷水。

只推了一天，孩子的妈妈就打电话告诉我说孩子的小便畅通了，看着孩子紧皱的眉头舒展开来，妈妈心中的石头也落了地。

如果孩子有以下表现：小便发黄，舌尖上有红点，眼角充血，心烦，睡眠质量不佳，此即为心火有余或过盛，为发病之前兆。为了防止孩子口舌生疮或小便热淋，家长应当在这个时候为孩子清心经，泻小肠，防止火积在孩子的身体之中诱发疾病。

此外，有些孩子由于心气虚、气血不足，晚上睡觉时眼睛常常半睁半闭，此类孩子会心烦不眠，不过舌头并不会特别红，而是呈淡白色，血色非常少。

既然是虚，就应当从补着手，向着和清心经相反的方向推中指即为补心经，推 300 次。此外，家长还要为孩子补小肠经，也就是沿着清小肠经的方向推 200 次，这样孩子的小便就不再那样清长、频繁了，也能睡得更加安稳了。仔细观察孩子的舌头你就会发现，舌尖正在逐渐红润起来。

小儿尿频，补补肾经

小儿尿频是一种小儿常见病，导致尿频的原因主要有两大类：病理性尿频、生理性尿频，不同情况导致的小儿尿频也是不一样的。如果孩子是因为精神因素而发生了尿频，家长应当分散孩子想尿尿的注意力；如果孩子出现的是饮食性多尿，尿频的同时尿量增多，并且无其他表现，家长应该注意是不是孩子喝水喝得太多了。

而从中医的角度上说，小儿尿频是肾虚不固导致的，此类患儿小便次数增多的同时大便偏稀。从孩子长头发、出牙齿，直到成人，尚未发育完全的脏器都需要在肾气的升发、推动之下逐渐发育完全。

孩子的脾胃娇弱，服下的补药不仅不能吸收，还会伤及脾胃，此时通过经络按摩之法即可提升肾气，促进孩子的脾胃健康。

孩子小的时候，长牙的速度、发质都是不一样的。部分家长反映，自己的孩子刚长出两颗牙，别人家的孩子已经长出了四五颗牙；自己的孩子头发焦黄，别人家孩子的头发乌黑，其实，之所以会有这样大的差异，和孩子的肾脏状况有很大的关系。

从中医的角度上说，肾主骨生髓，而齿为骨之余。髓生气血，头发为气血之余。孩子的牙齿坚固与否、头发浓密与否、营养状况等，均取决于孩子的肾气。按摩孩子小指上的肾经即可强肾。具体按摩方法：在孩子的小指末节螺纹面上找出肾经，用拇指从指根向指尖的方向做旋推500次，此即为补肾经的过程。

有些孩子的身体虚弱，常常生病，别人家的孩子晚上小便一次或不小便，可是自己家的孩子一晚上小便好几次，有时候还会尿床，此即为肾虚所致。

肾掌管着大小便，因此，家长一旦发现孩子的大小便不正常，即可通过补肾经的方法给孩子治病，如果是两三岁的孩子，推 300 下即可。

一旦孩子的先天肾气不足，后天脾气甚至肺气就会受到影响，所以，家长给补肾经的同时还应当注意给孩子补脾经 300 次、补肺经 300 次。最后捏脊 5 遍，揉足三里穴 100 次，为的都是调和诸穴，防止补的太过。

此外，每天为孩子按摩肾经，肾经即可源源不断地为孩子提供营养物质，尤其是孩子的大脑，因此按摩肾经能够提升孩子的智力水平；肾不纳气，孩子很容易患上哮喘，此时补肾气即可将气夺回来，让原本不充足的气变得充足，进而定喘。

与服药相比，经络按摩更有益孩子的身体健康，而且效果显著。但是提醒家长们注意一点，按摩的功效并非短时间内能显现出来的，家长们应当坚持为孩子按摩，以忙碌为借口"三天打鱼两天晒网"的做法是不可取的。

 # 小儿尿床，穴位按摩控制排尿

婴幼儿期尿床是正常现象，可如果孩子已经五六岁，再尿床可就说不过去了。关于小儿尿床的概念在前文已经做了详细的描述，所以在本节不做过多解释。

前段时间有位老爷爷带着自己六岁的小孙子到诊所看病，老人家告诉我，自己的孙子虽然已经读了大班，可还是经常尿床，前段时间孙子的同学来家里做客，我不小心抱怨了一下孙子经常尿床，没想到那个孩子却将这件事传到学校里，同学们都笑话他，现在这孩子已经不想去上学了。

我没有给孩子开药，而是嘱咐老人回去之后每天给孩子做按摩。主要按摩穴位：肾腧（位于腰部，第二腰椎棘突下旁开1.5寸处）、中极（下腹部，腹正中线上，脐下4寸处）、三阴交（脚踝附近，内踝尖上3寸，胫骨内侧后缘）、百会（头顶，头正中线和两耳尖连线交点处）。

具体操作：用手指或掌根在上述穴位上沿者顺时针的方向进行按揉，最开始按摩时力度要轻柔一些，根据孩子的反应逐渐加大力度。大概一个月之后，孩子的爷爷带着孩子前来复诊，告诉我说孩子现在已经不尿床了。

正常情况下，孩子晚上睡觉的时候身体中的抗利尿激素的分泌量会增多，特别是凌晨1：00～2：00的时候，分泌量最大，如此即可减少尿量；而遗尿患儿夜间抗利尿激素的分泌量不足，夜间尿量增多，引发尿床。所以西医治疗此病时通常会给患儿用人工合成的抗利尿激素，每天晚上口服0.1～0.2毫克，3个月为1疗程，有效率接近90%，但是停药复发的概率比较高，并且存在一定的毒副作用。

后来临床发现，穴位刺激和口服抗利尿激素的效果相似，二者的作用力度差不了多少，而且没有任何副作用，疗效持久，效果显著。

上述几个穴位中的百会穴能够提升人体的阳气；肾腧、三阴交、中极能补益肾气，上述几个穴位同用，即可通督补肾，升举收摄，通调水道。

小儿经常性腹泻，按摩就能止泻

有的孩子经常腹泻，家长眼见得孩子逐渐消瘦下去却一点办法也没有。吃止泻药吧，腹泻是止住了，可孩子却因此而排便不畅了，即使排便的问题解决了，过不了多久就又会腹泻，治标不治本。

小儿经常性腹泻容易导致营养不良、免疫力低下、继发感染等恶性循环,对孩子身体健康的危害是非常大的。针对此类患儿,我通常会嘱咐其家长回去之后采取适当的按摩方法来防治,这些穴位很容易找到,每天给孩子按上几次,不但对防治腹泻大有好处,还能够提升孩子的自身免疫功能,温阳健脾。

◈ 运八卦

八卦穴位于手掌面,掌心周边,指的是围绕掌心周围的八个穴位的总称。经常按摩此穴有理气宽胸,顺气化痰,消宿食,降胃逆,调和五脏,升清降浊之功。

具体操作:家长用右手中指托住患儿的手背中央,将大拇指放到孩子手掌的八卦穴上,沿着逆时针的方向做环形移动,摩擦300次即可。

◈ 揉龟尾

龟尾穴又叫尾骶穴,橛骨穴,穷骨穴,骨骶穴等,位于人体臀部尾椎骨处。按揉此穴能通调督脉之经气,调理大肠功能,有止泻、通便之功。

具体操作:家长用大拇指指腹轻按在龟尾穴上,之后轻柔缓和地回旋转动,转300次左右即可。如果可以将龟尾穴和七节骨(龟尾穴上约4寸处)之间的部位由下向上推百余次的效果更佳。

提醒大家注意一点,七节骨和龟尾穴在一条直线上,从上向下推能治疗便秘,从下向上推可以止泻,不能混淆。

◈ 按肚角

肚角位于小儿肚脐下2寸,左右旁开2寸各1个。肚角属脾胃经,经常按摩能够治疗脾胃虚寒导致的小儿腹泻、腹痛。

具体操作:家长将双手的拇指放到肚角上,之后慢慢用力向下按,再慢慢减力松开,来回数次即可。按过肚角之后再用手掌沿着逆时针的方向按摩腹部的效果更佳。

◈ 推大肠

小儿大肠经位于食指桡侧，从指尖到虎口成一条直线。

具体操作：由虎口向指尖推即为清大肠，能通利肠腑、除湿热、导积滞。从指尖往虎口推即为补大肠，能治疗小儿腹泻。

小儿也有黑眼圈，按揉迎香眼清爽

提起黑眼圈，多数人首先想到的就是成年女性，由于熬夜而生的眼周围难看的黑晕。可是最近几年，儿童之中也有不少被黑眼圈困扰。孩子通常不会熬夜，而且即使熬夜也几乎不会出现黑眼圈。

小儿之所以会出现黑眼圈，主要是过敏引起的，包括鼻子过敏，经常鼻塞、打喷嚏、揉眼睛等，早晨起床哈欠连连。想要根除黑眼圈，首先要做的就是治好过敏。

有的小孩儿出现黑眼圈是肾气太弱导致的，主要为循环不良导致的，有的时候下眼圈还会出现一些眼袋，呈现出清晰的线条。此类患儿很容易出现水肿或因为尿频而尿床。孩子出现上述症状，家长应当及时带孩子去看中医，通过适当的中药或针灸治疗症状，除了要服用一些能补充肾气的药材之外，还应注意少吃偏冷或偏寒性的水果，比如瓜类水果、偏酸水果等。

改善小儿黑眼圈时可以按摩迎香穴。具体操作：迎香穴位于鼻孔水平线和法令纹相交处。经常给过敏的儿童按压迎香穴，按摩时向鼻梁骨推，能够改善鼻塞。经常按压此穴，不仅能通鼻，黑眼圈也会逐渐消失。

对于此类患儿，我还会给他们推荐枸杞子五味子茶。直接取枸杞子5～10克，五味子5克，一同放到锅中，倒入500～700毫升清水煮沸之后浸泡5～10分钟，也可以直接加700毫升清水煮10分钟，代替茶来饮用。此茶适合3岁以上的患儿。

此茶之中的枸杞子性味甘平，适合各类体质的人，有润肺、清肝、滋肾益气、生津等功效；五味子有明目之功。

按摩和茶饮调养之法虽然简单，但是要想让其有显著效果，贵在坚持。"三天打鱼两天晒网"的做法是不可取的。

 # 小儿近视，教你几种按摩方法

随着电子产品的普及，越来越多的儿童患上了近视，年纪越小罹患近视，不仅度数增加得迅速，而且将来高度近视的机会也非常大，年老时罹患视网膜疾病的风险比普通人高很多。

中医认为，小儿假性近视可能是眼睛长期过度使用，导致眼周围肌肉不能放松引发的，治疗小儿假性近视的时候可以通过针灸或按压穴位的方法，对于视力的恢复大有帮助，否则成年之后再想矫正就非常难了。

治疗的过程中定期追踪，近视就能被控制住，如果是真性近视，不仅要定期回诊，还要遵从医嘱规范、适度用眼，比如不能长时间看电视、看电脑、玩手机等。

治疗的过程中，近视的度数会逐渐稳定下来，等到度数不再继续加深之后就会逐渐降低。平时多做些户外运动，眺望一下远处的风景。

之所以会出现近视，主要是因为长时间、近距离、用眼不当，所以生活习惯的规范还是非常有必要的：读书、写字的姿势要正确，和书本保持25～30厘米的距离，平均每40～50分钟休息10分钟；看电视的时候，和电视之间保持至少 2 米的距离，每 30 分钟休息 10 分钟；平时多吃些胡萝卜、芝麻、菠菜等；多看看绿水青山。

平时还可以配合适当的穴位按摩来加强眼睛周围的气血循环，进而预防、改善近视。

◈ 睛明穴

睛明穴位于眼内眦上方，鼻梁骨旁，也叫泪空，能够防治各种眼病。

◈ 四白穴

四白穴位于瞳孔下方，眼眶骨下方，按摩能增强视力。

◈ 瞳子髎

瞳子髎位于目外眦旁，也就是眼眶凹陷处，能治疗结膜炎、角膜炎、视网膜炎、夜盲症、视神经萎缩、近视等。

◈ 风池穴

风池穴位于枕骨下方，颈项两侧凹陷处，能治疗头风痛、眼疾、感冒，还可以调血压，治疗头面五官等症。

具体操作：用食指或大拇指按在上述穴位上，分别按压 1 分钟左右，用画圈的方式在上述穴位上按压。

 # 小儿肠绞痛，按摩疼痛消

孩子小的时候，经常会出现腹痛症状，其中比较常见的就是肠道痉挛，孩子的腹部鼓鼓的，就是我们平时所说的"膨风"。有的时候孩子会因为肠绞痛而大声哭闹，无论妈妈怎么哄都不能制止哭声，直到肠蠕动波消失，有排气之后肠绞痛症状才能得到缓解。孩子不哭闹的时候，活动力和食欲都是正常的。

肠绞痛的发作时间一般比较固定，诊断是否为肠绞痛之前，一定要先排除肠套叠（肠子的前段套入后段肠腔之中，产生肠黏膜肿胀和肠道阻塞，容易发生在2岁以下的患儿身上，表现出剧烈腹痛、双腿蜷缩、哭过一阵之后睡着，不过过不了多久又会大哭，无法安抚，有些患儿会由于肠黏膜坏死而解出草莓酱血便）的可能性。

孩子哭闹说自己肚子痛的时候，家长要先了解孩子是否便秘，之后观察孩子的疼痛位置和痛的类型，究竟是隐痛还是刺痛，或者是抽痛，是否存在反弹的痛。多数患儿的肚子痛属于胀气或便秘导致的疼痛。

经常发生腹胀或肠绞痛的患儿平时要少吃发酵类的食品，如面包、米粉，以及甜腻的不好消化的食物，吃东西的时候要细嚼慢咽，充分咀嚼食物。

妈妈平时可以给此类患儿做些按摩，用食指、中指和无名指从孩子肚脐右边画圆圈到左边，最好在孩子吃过饭后半小时开始按摩，每次按摩5分钟，在孩子胀气的时候按摩也是可以的。

按摩公孙穴（足大趾本节后1寸，内踝前凹陷中）和内庭穴（足大趾次趾外间陷中）也能够有效缓解小儿肠绞痛。找出这两个穴位之后，直接用大拇指按照常法按摩即可，坚持按摩，能够有效缓解小儿肠绞痛。

也可以取吴茱萸粉和麻油搅拌均匀，贴在孩子的足心2小时。吴茱萸入肝经、脾经和胃经，有温中、下气、除湿、解郁之功，贴在脚底能治疗小儿手脚冰冷、冒冷汗、胀气腹痛、上吐下泻等症。不过提醒大家注意一点，若患儿有皮肤病则不宜采用此法。

小儿畸形腿，正确按摩能矫正

家长经常发现自己孩子的腿和自己的腿不太一样，总是感觉怪怪的，仔细观察之后才发现，自己孩子的腿是畸形，家长们就会很着急，是不是需要绑腿？或者到医院进行校正？家长们在为孩子矫正腿型之前，应该先判断孩子的腿型究竟是正常还是不正常。

孩子成长的过程中多少会存在 O 型腿，X 型腿，多数患儿从开始学习走路时就出现了 O 型腿，X 型腿。刚开始学走路的时候会出现 O 型腿，1.5~3 岁的时候会发展成 X 型腿，有的角度会比较严重，但到了六七岁的时候多数能恢复到正常角度。

孩子的步态大概到 3 岁的时候才能发育成熟，3 岁以前走路的时候双脚比较张开，髋关节和膝关节仍然稍微呈屈曲状，未完全伸直，走路不能保持直线，易头重脚轻。

之所以会出现这样的变化，主要是因为患儿成长的过程中肌肉和骨骼尚未发育完全，多数 O 型腿和 X 型腿是不需要治疗了，一段时间之后孩子的腿自然就能长直。

除了自然生长变化以外，以下几点因素也是导致 O 型腿的原因：缺钙，姿势不良，太早学走路或过早使用学步车等。O 型腿不是只能通过西医做矫正，中医按摩治疗的效果也是非常不错的。

◆ 按摩足三里穴和百会穴

足三里穴是"足阳明胃经"的主要穴位之一，位于小腿外侧，犊鼻下 3 寸处；百会穴位于背部，后发际正中上 7 寸，两耳尖直上，头顶正中。

具体操作：用大拇指或中指在足三里上做按压动作，每次 5~10 分钟，每次按压至足三里穴产生酸胀、发热感。用手掌紧贴在百会穴上做旋转按摩，一周为一拍，共做 32 拍。

百会能提补阳气，对气虚型的循环障碍或无力都非常有帮助。脾主四肢，脾胃互为表里，而胃经之合穴就是足三里，通过胃经的治疗也可促进脾经之顺畅。

◈ 按压涌泉穴

涌泉穴位于足底部，蜷足时足前部凹陷处，足底第 2、3 跖趾缝纹头端和足跟连线前 1/3 和后 2/3 交点处。

具体操作：先将手心搓热，之后搓脚心 100 下，大拇指对准穴位进行按摩即可。

肾主骨，因此，和骨骼有关的疾病都要考虑到肾气，特别是肾气不足，很容易影响到小儿正常的生长发育过程。

很多家长为了图省心给孩子买来学步车，直接把孩子放到学步车中，不仅影响到孩子以后的走路姿势，而且容易使孩子出现 O 型腿。医学专家表示，学步车不仅不能帮助孩子学习走路，还容易对孩子产生意外伤害，所以家长们一定要注意，在孩子使用学步车的过程中一定要在孩子的身边看护，防止孩子遭遇危险。

心理疏导，精神好才是真的好

我们常说"心灵容易受到创伤"，但是你知道吗？幼小的心灵更容易受创。孩子的年纪虽小，但他们的视觉、听觉、感觉都和成人一样，而且比成人更加敏感，当他们看到恐怖的东西，听到恐怖的声音，感受到恐怖的事情时，幼小的心灵就会受创，精神状态不佳、食欲下降、睡眠不安……

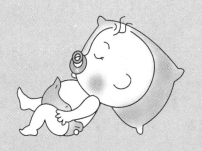
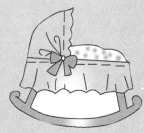
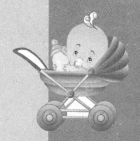

小儿睡眠不安稳，当心是惊吓惹的祸

孩子生病的时候会由于疼痛、不适等因素而睡不安稳，可是如果孩子的身体很健康，可就是睡不安稳，很可能是惊吓惹的祸，你不妨回想一下是不是在你不经意的时候吓到了孩子。

前段时间，有位家长抱着孩子到诊所来看病，孩子的妈妈告诉我，孩子这两天不知道是哪里不舒服，常常睡不安稳。孩子睡觉的环境很安静，也没有人去打扰，可就是不知道为什么，睡不了几分钟孩子就会哭着醒来，哭了没一会儿又会继续睡，即使是睡觉的时候，脸上也经常挂着泪水。

我对孩子做了一番检查，发现孩子的身体并没有什么异常状况，于是我问孩子的妈妈："孩子这两天有没有受到什么惊吓？"

孩子的妈妈想了想说："前两天自己在外地出差，本来心情就不好，回家之后又跟老公因为一件小事吵了一架，进卧室的时候用力推了一下门，可能是声音有些大，孩子浑身一抖就醒了，我觉得可能吓到他了，但是不知道怎么治疗孩子的惊吓才好。"

我告诉孩子的妈妈，孩子的确被吓到了，此时孩子哭多是因为内心之中感到恐惧、委屈。孩子的妈妈问我："吃什么药能改善孩子的状况？"我想了想，拿出一瓶朱砂安神丸，对孩子妈妈说："每天打开药丸放到孩子的鼻子边闻闻，连续闻上两三天就可以了。"

考虑到孩子还在吃母乳，我便对孩子的妈妈说："你回去之后尽量清淡饮食，多吃些新鲜果蔬，尽量少吃一些肉类，过几天孩子就没事了。"

那位妈妈拿着药谢过我之后又要了一张我的名片，3 天之后，孩子的妈妈打电话告诉我说孩子现在睡的已经非常踏实了。

从中医的角度上说，朱砂能治疗心神昏乱、惊悸怔忡、寝寐不安，这种药大人吃了能治疗睡眠不佳、心慌气短等症，几个月大的孩子是不能服用这种药的，放到鼻子边上闻一闻就可以起到定惊安神的作用了。

孩子在出生的前六个月几乎不会生病，因为这个时候他从母体之内获得的先天免疫力还存在，不过从孩子出生的 3 ~ 7 天开始，听力就发育得很好了，所以，惊吓是这个时期内最容易导致孩子生病的因素，属于婴儿情志病。

这段时间内，家长一定要注意自己的言行举止，说话要轻声细语，拿东西要轻拿轻放，尽量避免吓到孩子。如果你不重视这些细节问题，很容易吓到孩子。

孩子偶尔被吓到叫慢惊，能被调治过来，可如果孩子经常被吓到，就会出现急惊，如同惊弓之鸟一般，表现出抽搐不安等症，等到那个时候再想治愈可就难上加难了。家长千万不要认为孩子尚未懂事而不在乎孩子精神方面的调养，否则孩子很可能会因此而身体健康大大受损。

小儿食欲不振，很可能是压力过大

现在的孩子和过去的孩子相比，最显著的特点就是更加聪明、机灵，学东西更快。以前的孩子在上初中以前，课程安排是很少的，中午还有一两个小时的午睡时间。那个时候的孩子每天都很开心。回家之后，只要家里有饭，哪怕只有一张大饼，孩子都会迫不及待地掰下一块大吃起来，而且吃得津津有味。

现在的孩子，从三岁开始受教育，读书写字样样精通，但是到了初中却成绩平平，甚至开始厌学、退学，这是怎么回事？

由于接受教育的时间早，导致这些孩子已经逐渐丧失了学习的兴趣，多年来所学的东西没有多大的差异，那种重复、没有新鲜感，让孩子慢慢对学习失去兴趣，觉得老师的讲授非常无聊。

再加上现在的家长和老师过分重视孩子的成绩，无形之中增加孩子的身心压力，使得孩子经常因为成绩不好而伤心，或经常担心受到家长的责备，忧思伤脾，不思饮食。甚至有些家长反映孩子由于考试没考好而心情不好，没有胃口吃饭，每次考完试都会病上一阵子。

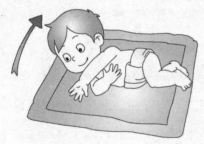

实际上，这些都是心理压力过大导致的，孩子的心理压力和不正确的早期教育有着密切关系。有的孩子从三四岁开始周一到周五正常上课，周六日家长还会给孩子报各种特长班，原本是想加强孩子的兴趣，却没想到因为剥夺了孩子的玩耍时间而让孩子形成"必须优秀"或"厌学"的情结，家长的"奖惩制度"——考好了有奖励，考砸了就责罚，无形之中增加了孩子的压力感，不但不能促进孩子好好学习，反而会影响到孩子的身心健康。

因为心里有这样的压力，所以孩子根本无法轻松地面对考试，越是担心自己考不好，考的就会越差，即使本来会做的题也出了错，拿到不理想的考试分数时变得没有食欲，甚至会患上小儿抑郁症，严重威胁着小儿的身心健康。

家长对于孩子的成绩应当用平静的态度去面对，考得好时不能过分赞扬，考得不好时不能过分冷落，以免孩子的情绪大起大落，帮助孩子正确地认识考试，而不是以分数左右自己。不过早、过多地让孩子接受强迫式教育，否则孩子就会背负上"满分"这个"包袱"，不仅不利于孩子好好学习，还会成为威胁孩子身体健康的心理因素，让孩子无法愉快、健康地成长。

过度克制孩子，当心影响孩子的身心健康

孩子天生拥有一颗好奇心，所以喜欢经常摸摸这个，碰碰那个，家长通常是不愿意孩子这样"多动"的，因为很多意外伤害都是在这个时候发生的，但是也不能因此而太过"大惊小怪"，过度克制孩子的欲望，否则不利于孩子身心的健康发展。

前段时间到朋友家中做客，大家很久没见，坐在客厅里聊得很开心。朋友的儿子今年刚满3周，夫妻俩三十几岁才有这个孩子，对他关怀备至，但是观察一会儿我就发现，朋友对孩子的"关心"有点过了。

孩子嘛，对什么都是好奇的，但是每当他要摸什么的时候，朋友都会大喊一声"别碰"，之后就是急匆匆走到孩子跟前，把孩子伸出的手拉回去。很显然，孩子对于妈妈的阻拦很不满意，用力挣扎着，嘴里还嚷嚷着："放开我，放开我！"几次三番的阻拦之后，孩子似乎有些暴怒，一脚踢在了朋友的腿上，当时朋友的表情有些尴尬，她不好意思地看着我说："这孩子的脾气不好。"

中午吃过饭，孩子就睡了，我们坐在餐桌前聊了起来。回想起刚才的场景，我忍不住问朋友："你为什么总是阻拦孩子自己去认识事物啊？"朋

友无奈地笑了笑，之后对我说："我不是故意要阻拦他，只是这孩子从出生开始身体状况就不是很好，而且他喜欢东摸摸西看看的，我担心他会感染什么病毒或细菌。而且这孩子被我惯坏了，脾气暴躁，越是不让他碰什么他就越是要碰什么，所以身体状况一直不是很好。"

我告诉朋友，孩子的身体状况不好和她过度克制孩子的欲望有很大的关系。孩子还那么小，对身边的事物尚未有鉴别能力，只有通过触觉才能感受到事物的特性，孩子在触摸其他事物的时候只是一种正常的欲望，孩子本身不会克制这种欲望。

一旦有人阻止孩子的行为，他就会通过哭闹进行反抗，哭闹的过程中孩子会由于情绪激动而出汗、咳嗽，甚至会耗伤其肺气。肺气虚，风寒、风热就会乘虚而入，孩子就容易患上感冒、发烧、咽炎、扁桃体炎等。此外，哭闹的孩子还易腹胀、恶心、呕吐，在这种情况下，孩子吃下去的食物会变得不易消化，出现伤食、积食等。

因此，提醒家长们注意，如果你的孩子表现出了对某种事物的兴趣，家长不妨满足孩子的欲望，顺欲会让孩子的脏腑气机更加通畅，让其功能更为正常。家长对孩子的监护重点就是避免尖锐、危险之品伤害孩子，比如火，如果孩子非要摸，你就要进行一定的干涉，但并不是强制的干涉，你可以让孩子把一根手指逐渐靠近火，当孩子感受到热炙时就会自动将手缩回，之后你可以给孩子讲述火对身体的伤害。

有的家长说："不会刺伤孩子的东西我也不会让他触摸，因为很多东西都是有菌的，比如公交车上的扶手，我抱着孩子就可以了，他没有必要自己扶着把手。"其实家长的这种看法并不正确。从孩子出生的那一刻开始，他就处在一个有菌的环境之中，只有通过接触各种细菌才可以提升自身免疫功能，特别是抗菌能力。孩子通过痛快的发泄、玩乐之后会消耗掉身体内的能量，利于其对食物的消化、吸收，孩子的胃口会越来越棒！

玩耍、游戏是孩子的乐趣所在，他们在开心地玩乐的同时，情趣会有所生长，智力能得到开发，还能够促进身体健康，可以说是益处多多。反之，如果你什么都不让孩子去摸、去碰，虽然可以确保孩子身体干净、整洁，却不一定有益于身心健康，因为我们不可能永远让孩子生活在无菌、无伤害的世界，孩子只有接触、适应这个社会，才可以逐渐完善自己。

孩子怕惊吓，不要故意去吓唬孩子

记得小时候，爸爸为了训练弟弟成为男子汉，晚上吃饭的时候打发五六岁大的弟弟到超市里去买东西，弟弟说什么都不肯去，拉着妈妈的胳膊委屈的都快哭了，可是爸爸非要弟弟去，弟弟拿着钱还没走到自己大门口就"哇"的一声哭了，虽然没有去成，但是晚上睡觉的时候弟弟却好像做了噩梦，说了一夜的梦话，早晨起床时看上去没精打采的。

成年之后我才知道，孩子是非常容易被惊吓到的。大人有喜、怒、忧、思、悲、恐、惊等情绪，四五岁大的孩子也是一样的，他们对七情的承受能力非常小。就比如有的孩子体弱多病，经常去医院，即使是健康的状态下看到穿白大褂的人也会非常害怕；再比如有的爷爷奶奶给孩子讲"鬼故事"，导致孩子天刚黑就不敢出门，晚上噩梦连连。

有些成年人就喜欢逗孩子玩，岂不知有时候自己不经意的一个玩笑就吓到了孩子。比如，有的成年人会在孩子的爸爸妈妈不在身边的时候对他说："你的爸爸妈妈不要你了。"吓得孩子哇哇大哭；有的成年人会对孩子说："中午要在家里睡觉，不睡觉出门就会被狼叼走。"吓得孩子不敢自己上学。

小孩儿不像大人那样，他很难辨别哪句话是真话，哪句话是玩笑，很多时候都是你说什么他就信什么，很容易被吓到、被骗到。惊恐会伤肾，肾气失固，孩子会被吓得小便失禁；郁伤脾，因此孩子心情不好的时候会没有胃口吃饭，吃什么东西都不觉得香。

别以为孩子小情志就不会受伤，孩子也会因为抑郁而伤脾、伤肾，进而诱发脾虚、肾虚。和孩子开玩笑，逗逗孩子，孩子就哇哇大哭，家长会误以为是孩子的承受能力弱导致的，实际上这是孩子在自尊心受到伤害之后无力反驳的表现。

家长们如果想避免孩子的身心受到这种刺激，应当先了解孩子，和孩子成为朋友，这样才能更好地体会、照顾孩子的情绪，用大人的姿态去逗弄孩子的做法是非常不好的，吓唬孩子更是不对的，会对孩子的心理产生负面影响，给孩子的身心健康埋下病根，日后孩子只要一想到这件事都会觉得委屈、害怕等。

尊重孩子,让孩子拥有健康的心理状态

孩子的承受能力远远不及成年人，他们比成年人更敏感、更脆弱、更承受不住打击，面对自尊心受到的伤害时表现得更为极端。成绩不好或表现不好的孩子的自尊心不比普通孩子弱，他们对批评也是非常敏感的，如果经常受到批评，他们就会表现出不回避、不在乎、反感等，可是并不是说他们就不需要老师或父母的认可。

　　成年人往往习惯于用自己的思维去理解孩子，而不是站在孩子的角度去思考问题，其实很多时候，成年人的思维并不一定就是正确的，甚至根本就是错误的。

　　很多家长脾气暴躁，在看到孩子淘气或考试成绩不理想的时候就立即冲着孩子大发雷霆，甚至棍棒相加。家长这样笼统地否定、辱骂孩子会严重伤害孩子的自尊心、自信心，有些家长在孩子犯错的时候骂声连连，对幼儿来说，遭遇这样的事时会紧张、恐惧、缺乏安全感，心理上大受打击，自尊心遭到了践踏，使得孩子变得自卑，一开始会失望、对抗，但是慢慢地就会对家长产生敌意。

　　在这样的环境中长大的孩子承受着巨大的心理压力，经常会惶恐不安，变得内向，在他们受到家长辱骂的时候会感到愤怒、厌恶，而且会在这个过程中学会辱骂的言语，同时用其中伤他人，久而久之就会受到周围人的反感，渐渐地变得粗鲁、自暴自弃。

　　其实有时候，家长吓唬孩子就是在逼着孩子去说谎，比如，孩子的成绩不好，父母经常因此而责罚、打骂孩子，慢慢地，孩子就会想方设法去敷衍家长，避免责罚、打骂事件的发生，比如，孩子会制作假的成绩单，告诉家长假分数等，蒙混过关，这种习惯一旦养成会很难改变。

　　而有的孩子由于经常被家长打骂，久而久之，什么都变得无所谓，毫无羞耻感，到了那个时候再想教育就难上加难了。我们要明确一点，孩子的自尊心一旦被摧毁，就会很难被重建，等到孩子的羞耻心完全消失的时候，就会很难有所作为。

　　学龄前的孩子，后天免疫力逐渐增强，发病的次数越来越少，因此这段时间家长不需要太担心孩子的身体状况，应当将重心放到孩子的心理上。

　　学龄期的儿童开始接受文化素质教育，老师会讲述各种文化知识，学校开授文化课，家长应当用心读懂孩子的内心，既不娇生惯养、姑息放纵，又不过分苛刻，让孩子了解到什么才是自重、自强和自爱，让孩子树立正确的自尊意识。

常见病症：

好妈妈懂得如何对孩子辨证施治

有些疾病几乎每个孩子都受其侵扰过，而家长呢，面对这些小儿常见病的时候不是举手无措，就是直接将孩子送到医院，但是你知道吗？很多时候会因为不能及时将孩子送到医院而贻误病情，在送入医院前，家长应当先对孩子做一些简单的"治前处理"，控制住病情，孩子病情基本痊愈时，通过适当的药膳方调理孩子的身体，让孩子彻底远离疾病的困扰。

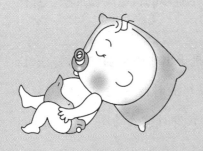

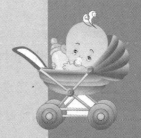

小儿发烧,你了解多少

老一辈的人看到孩子发烧的时候会非常着急,恨不得立即想办法把孩子的烧退下去,他们经常将"发烧会烧坏脑子"挂在嘴边,难道真的会烧坏孩子的脑子吗?

当孩子的体温超过41℃的时候,罹患细菌性脑膜炎或败血症的可能性会增大,当体温超过41.4℃的时候,才可能有受损伤的危险,主要是因为超过这个温度之后,细胞蛋白质会由于高温而变质,导致无法恢复的损伤。不过一般来说,这种极端的高烧小孩发生的概率小之又小,所以不用太过担心。

发烧的时候,人体新陈代谢的速度会加快,不过要明确一点,发烧是人体免疫系统与细菌之间的对抗过程,双方对抗时难免会有"死伤",所以产生、堆积的代谢废物也会增加。研究表明,体温每上升1℃,基础代谢率就会上升13%。就是说,体温上升到38℃的时候人体的体温代谢速率比正常本温时提升13%,体温越高也就会产生越多的代谢废物堆积于身体之中。

孩子发烧的时候会大量排汗,其实这就是排出代谢废物的过程,家长应当为孩子补充水分和盐分。此外,孩子发热的时候糖代谢和脂肪会增强,糖代谢的时候糖原的储备不足,摄入量减少时就会动用储备的脂肪。因此孩子就会变得消瘦。

家长在看到孩子承受着发烧的痛苦,整个人瘦了一圈,非常心疼,给孩子拿出大量好吃的。但是此时的脂肪代谢对孩子来说是个负担,给孩子吃肉类食物很容易出现代谢不了的情况。因此，孩子发烧时最好给孩子熬点粥吃，以素食为主。

孩子发烧的时候会烦躁不安，哭闹不止，如果孩子不满 5 岁，还可能会发生良性高热惊厥；如果孩子已经在 5 岁以上，很可能从良性高热惊厥转变为癫痫发作，此时家长应当提高警惕，及时和专业的儿科医生沟通，在医生指导下做心电图检查，同时进行必要的干预。

孩子发高烧的时候，心率会加速，心肌收缩率增加，此时心脏负担会加重，如果孩子患有肺炎或先天性心脏病，就会表现出心力衰竭。这就是为什么有的家长甚至说自己孩子发烧的时候感觉到孩子的心脏快要跳出来。

孩子发烧的时候消化液的分泌量会减少，此时孩子会表现出厌食，家长看到孩子不吃饭会非常心疼，想要用各种美食"诱惑"孩子。这个时候孩子吃不下家长也不要太着急，不能强迫孩子，应该等到孩子将身体中的代谢废物排出之后再问孩子想吃什么。

如果孩子反复发烧，家长千万不能麻痹大意。因为这很可能预示着孩子已经患上了某种重大疾病。

比如，曾经有位患儿的母亲告诉我孩子反复发烧很久了，每次烧的时候家长就会给孩子用退烧药，烧很快就能退下来，但是过不了多久孩子就会再次发烧，持续很长时间以后家长才感觉到不正常，到医院诊治，结果发现孩子的肝脾有些大，最后做了个骨髓穿刺，发现孩子患的是白血病。

所以对于孩子出现的反复发烧，家长一定要提高警惕，及时到医院检查、诊治，以免酿成悲剧。

小儿发烧的"不"和"行"

小儿发烧的时候，家长首先想到的就是退烧药、抗生素，去看医生，部分医生会选择给孩子用针剂或点滴，这些做法科学吗？接下来就为大家说一下小儿发烧时的"不"和"行"。

◈ 不能乱用退烧药

小儿发烧不能乱用退烧药这一观点在前面已经反复提到，虽然很多退烧药的退烧效果迅速，但只是临时将体温压下去，治标不治本，药效一过，体温又会上升。

小儿发烧主要是感冒导致的，体温过高易发生惊厥，但即便如此家长也不要急着用退烧药，尤其是新生儿，体温调节功能尚不完善，很容易随着环境温度的改变而发烧，因此最好通过物理的方法降温，将孩子的肢体暴露在外，用温水为其降温，体温下降之后注意保暖，多给孩子喝些水。

◈ 不能乱打针输液

所有的液体都不是零微粒的，有些颗粒是无法通过血液循环排泄到体外的，这些颗粒会滞留于血液循环之中，变成"栓子"，如此一来，孩子将来就可能患上肺栓塞、静脉栓塞等危急重症。此外，家长还要注意避免给孩子使用长效激素，因为这些激素对免疫系统的影响长达 1～2 个月，频繁使用会增加恶性肿瘤疾病的患病概率。

◈ 小儿发烧的"行"——简单的退烧中药

孩子发烧的时候可以给孩子服些羚羊粉、生石膏、紫雪散等，不但退烧的效果好，并且无副作用，价格低廉。

直接将羚羊角打成粉内服，不仅退烧效果好，而且对人体没有毒副作用，还可以清热凉血。婴儿可以用 0.3 ~ 0.6 克，稍微大点的孩子可咨询医师确定服药量。

紫草散是中成药，直接买回来给孩子服用即可。生石膏可以放到清水中浸泡十几分钟，用大火煎一下，之后转成小火煎十几分钟，留下药汁，放入大米中熬成石膏粥，几岁的孩子可以用 15 ~ 30 克，十几岁的孩子可以用 40 ~ 60 克。

石膏性辛、甘、大寒，入肺经和胃经，有清热泻火、强力泻火除烦之功，特别是清肺胃湿热的功效非常好。现代药理学研究表明，石膏有解热之功，能抑制发热时过度兴奋的体温调节中枢，可以高效迅速退热，同时提升机体免疫功能，缩短凝血时间。

中医经常用生石膏来治疗温病，对多种原因导致的高热不退、大热烦渴等症均有不错的疗效。用生石膏熬粥，既能制约石膏之寒凉性质，护卫脾胃，还能够充分发挥石膏之治疗功效。

孩子发烧的时候，每隔 4 ~ 6 小时给孩子服一次羚羊角粉或生石膏，一天服 4 次即可安全退烧。

家长还可以直接用香菜根熬水加速孩子退烧。因为香菜能够促进周围血液循环、排汗、退烧，而且中医认为孩子的脾胃功能比较弱，易反复发烧，并且香菜根还能温中健胃，改善孩子的脾胃运化功能。

 # 小儿发烧，简单方法能退烧

家长最害怕的就是孩子半夜三更发了高烧，因为那个时候看医生不方便，自己处理又怕方法不当，离医院比较远的就只能眼睁睁看着孩子受折磨。究竟孩子发烧的时候是不是该立即使用退烧药或冰枕为孩子退烧呢？

记得有一次，一对夫妇带着孩子来到诊所，孩子已经昏过去了，我给孩子做了一下检查，发现孩子是酒精中毒，他们当时就惊呆了。原来，孩子晚上发高烧，家里又没有退烧药，孩子的妈妈就想起酒精退烧了。家里刚好有几瓶高度酒，她就跟老公两个人用酒精给孩子擦拭身体），可却没想到造成了这样的恶果。

我告诉孩子的妈妈，酒精擦身退烧不是不可以，只是他们用错了方法。擦拭的时候，最好用75％的医用酒精，很多家长给孩子擦的是前胸、后背、手心、脚心、心口，可这样擦面积大，次数多，孩子很容易由于吸入过多酒精而中毒。并且，如果孩子烧到近40度，就会由于擦拭的过程中身体突然一凉而高热、惊厥、抽搐。

正确的擦拭方法：擦孩子身体上淋巴丰富的地方，如颈下、腋下、大腿根等，先用酒精棉擦拭两边，之后换毛巾擦浴（将毛巾放到盛有温开水的盆子内，浸湿之后略微拧干，至不滴水即可，之后给孩子擦拭身体），最多擦2遍，隔1~2小时给孩子量1次体温，4~5小时采用此法进行一次物理降温。

如果孩子高热而且伴随着抽搐，不能直接用酒精或冷水进行刺激，应当先用温水擦孩子的额头，等到孩子适应之后再采用上述方法就不会导致惊厥或酒精中毒了。

家里如果没有退烧药也没有酒精，可以采取下面这种方法来给孩子退烧：准备一把小葱或者一根大葱，先将葱切成丁，捣烂，之后用纱布包好，拧出里面的葱汁，放到杯子内，调入少量香油，调和均匀，之后用手指蘸着葱油，分别涂到孩子的手心、脚心、额头、脖颈、后背处，来回摩擦 25 下，此即为"运五心"。

连续擦一会儿，你就会发现孩子的额头、身上微微出汗，此时给孩子盖一小薄被，很快孩子就会发汗，孩子出汗以后就不要再给孩子盖东西了，否则出汗太多会导致孩子脱水。

葱性辛温，有疏通经络、疏通腠理之功，能够让邪气随汗液排出体外。香油有润喉之功，孩子的皮肤娇嫩，不加香油直接按摩容易伤害孩子的皮肤。

实际上，发烧是一种自我保护的措施，正气和邪气相争过程中产生的反应，出汗为的是给邪气一条"出路"，邪气退下后，人体自然会恢复到健康状态，利用中药帮孩子发汗，汗出之后，孩子体内的邪气也就随之而出了，感冒就能够迅速痊愈，而且不会发生其他病变。如果家长只是刻意地追求退烧，邪气很容易滞留体内，延长病程，甚至深入体内，诱发肺炎，或者导致其他器质性病变，或者深入，在节气转变或人体正气虚衰的时候再度发病。

孩子刚开始感冒的时候微烧，并且不流汗，此时妈妈可以给孩子准备 38~40℃ 的热水，让孩子泡一下，流点汗，浸泡之后立刻擦干身体之后再走出浴室，不能让孩子吹到风，也不能让孩子继续玩耍，最好给孩子喝点温开水，盖上被子，等到孩子流出汗后烧就退了。

孩子发烧期间，饮食上要忌肉、黏滑之品，不要强迫孩子吃东西，尤其是油腻之品，否则会加重孩子的胃肠负担，进而影响到孩子身体的康复。忌口对于孩子病情的康复来说非常重要，感冒期间忌食生、冷、酸的食物，禁止进补、喝酒。

葱姜汤是不错的发汗汤，具体做法：取适量葱白和带皮生姜。先取八九片生姜放入锅中煮 3~5 分钟，之后放入 3~5 条切碎的葱白，继续煮 30

秒即可，趁热让孩子喝下。此方非常适合感冒初期出现的咽痒、头痛、肌肉疼痛、怕冷等症。

通过上述介绍我们不难看出，一个小小的感冒发烧，如果处理不当对人体的伤害是非常大的。只有懂得正确的退烧方法，正确地面对发烧，才能够帮助孩子摆脱疾病。

 # 小儿高烧不退，辨证施治烧可退

发烧是小儿常见病，很多家长都曾因为孩子的反复发烧而苦恼，在家里备上各式各样的退烧药，但是，孩子发烧了用退烧药真的管用吗？

几年前的冬天，一位女士带着孩子到诊所看病，她告诉我，孩子从昨天就开始发烧，自己昨天给孩子吃了两次退烧药，早晨起床孩子又发烧了，所以又给孩子服了一次退烧药。可就在刚才，给孩子试体温表的时候孩子的烧又上来了，而且这一次比前两次都厉害。

我问她孩子都有哪些表现，让她详细地说给我听。她告诉我，孩子昨天的时候只是有些怕冷，体温是 37.8℃，还以为孩子只是轻微的感冒，扛扛也就过去了，只是给孩子服了些退烧药，哪知道孩子越烧越厉害，现在已经 38.9℃ 了。

我看到孩子的额头渗出了汗水，头热身冷，一阵冷一阵热的，而且孩子还说自己口渴，我拿起一个纸杯给孩子倒了半杯温水，谁知孩子还没喝下多少就吐了出来。我问孩子哪里不舒服，孩子却好像没听到一样，始终不回应。

我嘱咐孩子的妈妈，回去之后不要再给孩子吃退烧药了，给他冲服些小柴胡冲剂，等到孩子能喝下水的时候让孩子喝点水，千万不能让孩子缺水。烧退不了的话再来找我。

第二天那位女士带着孩子前来复诊，我还以为孩子的烧还没退，但是仔细一看，孩子的精神状态好多了。孩子的妈妈告诉我，昨天回去之后给孩子喝了两次小柴胡冲剂，孩子的体温就逐渐降到36.7℃了，体温恢复到了正常，但是她还是有些不放心，问我还用不用再继续给孩子服药。我笑着说："不用了，回去给孩子做点清淡的饭菜或者粥汤就行了，孩子的烧刚退，别给他吃太油腻的食物就行。"那位女士向我道了声"谢谢"就高兴地抱着孩子离开了。

风寒感冒初期，家长给孩子喝点发汗药，孩子的病情就能得到有效的控制。如果一直"扛着"，寒证就会变成热证，怕冷说明孩子的病情尚不严重，可如果孩子忽冷忽热，就说明孩子的病情已经比较严重了。病情较轻的时候可以通过发汗来解决，可是病情较重的时候还给孩子发汗，不仅不能解决问题，反而会加重孩子的病情。

柴胡有和解少阳之功，寒入里转化成热，中医将这种寒热往来之症称之为少阳症。为病入肌肉、经络之意。此时，孩子会出现呕吐、心烦、胸闷、口苦、耳鸣等症，有时甚至会听不清外界的声音，这就是为什么那个孩子会听不到我的问题。此时不能发汗、退热，而是要以调和为主。

很多家长看到孩子发烧，一味地给孩子吃退烧药发汗，也不问孩子哪里不舒服，结果孩子越吃病情越严重。到医院检查发现孩子是食积而致的发烧，消积化滞孩子的烧自然就退了。学会给孩子辨明病因后再用药即可避免意外的发生。

物理降温有技巧，冷热毛巾交替用

不管是看电视剧还是日常生活中，孩子发烧，多数家长会拿出一块毛巾放到冷水中过凉，之后敷到孩子的额头上给孩子降温，但是这种做法真的适合所有的高烧吗？

体温要靠中枢神经来调节，孩子生病时，可能为病毒、细菌或支原体感染导致的，外敌入侵，人体的免疫系统就会出来抵御，两者"打"得不可开交，体温也会随之升高。

孩子发烧时会冷得打寒战，细心的家长会发现这个时候的孩子身上起了一层鸡皮疙瘩，但实际上，孩子的体温在这个时候仍然处在上升的阶段。孩子高烧发寒战、起鸡皮疙瘩，主要是因为皮肤血管开始收缩，排汗量下降，引起反射性竖毛肌收缩，导致产热量增加。没过多久，孩子就发起烧来。

我们在给孩子量体温的时候常常会有这种现象，刚刚量过体温是38℃，过了一会儿再量就到了39.5℃，再过一会儿就到了39℃，主要是因为孩子此时正处在"体温上升期"。

此时家长最好不要用冷毛巾给孩子敷额头，因为孩子的体表本来就需要热量，再用冷毛巾夺取热量就会让中枢神经发"升温令"，使得孩子的体温变得更高。

孩子处在发烧的体温上升期时，家长应当用热毛巾给孩子敷额头、擦肚窝和腋下、腿窝等大血管分布的区域，这样孩子的体温虽然仍旧会上升，却不会一下子上升得太高而发高烧，甚至会惊厥、抽风。

等到孩子的体温处在稳定期时，比如发烧在短时间内维持39℃，说明发烧中暑介质已经释放完毕或者告一段落，家长在这个时候可以用冷毛巾给孩子敷敷额头或者擦擦腋窝、脖子、腿窝等，帮助孩子降温退烧，同时避免孩子的体温再次升高。

体温下降期，也就是孩子的身体正在慢慢散热的时候可以用冷毛巾，此时散热过程占优势，导致热源在体内的作用慢慢消失或减弱，产热量减少，孩子的体表皮肤温度逐渐扩张，孩子会在这个时候大量出汗，这个时候用冷毛巾能帮助散热，让烧退的更迅速一些。

最后提醒家长们注意一点，千万不能过度给孩子用退烧药，如果孩子已经呈现出退烧的趋势，耐心等待就可以了，盲目使用退烧药给孩子降温只会危害孩子的身体健康。

小儿咳嗽，不要轻易服用止咳药

小儿咳嗽多是由受凉、气管或肺部感染导致的，吃得过凉也会诱发咳嗽。孩子的脾胃功能尚未发育完全，更要注意禁食寒凉之品，防止加重病情。

部分家长会在孩子出现咳嗽症状的时候给孩子用止咳药，其实这种做法无非是掩盖了孩子的病情。孩子的呼吸系统尚未发育完全，无法像成人那样将痰液有效咳出，如果家长听到孩子的咳嗽声时立即给孩子吃镇咳药，痰液就会难以排出，最终的结果就是呼吸道被堵塞，不仅加重了咳嗽症状，还易诱发肺部感染。

前段时间，有位年轻的妈妈带着个3岁大的孩子来诊所看病，孩子的

　　妈妈告诉我，孩子晚上睡觉的时候总会咳嗽几声，已经咳嗽快一星期了，让我给孩子开些止咳药，我用听诊器听了听孩子的肺，对孩子的妈妈说："没事，不用吃止咳药，回去吧，过几天就好了。"

　　孩子的妈妈好像有些不情愿，可能是因为孩子咳嗽的时间有些久了，于是我解释道："中医上说的肺不是指肺器官，而是指肺系统，相当于西医里面的呼吸系统，有痰的时候要注意宣肺化痰，才可以祛除病根，直接用镇咳药就会将咳嗽镇压下去，但是过不了多久咳嗽就会再次发作。"

　　那位妈妈听了点了点头，带着孩子回家了。临走之前我嘱咐她回去之后要注意孩子的饮食清淡，避食寒凉之品，同时给孩子开了些宣肺化痰的中药。几天之后，那位妈妈带着孩子前来复诊，说孩子现在晚上睡觉已经基本上不咳嗽了，多亏了我的提醒才避免犯错。

　　小儿止咳不是简单地服用止咳药，应当先分析咳嗽的原发因素，对症治疗才能取得良效，在小儿严重并发症中，70%是用药不当导致的。家长应当注意合理、安全地用药。

　　有些小儿咳嗽时会伴随着流涕症状，家长们通常只针对咳嗽症状治疗，岂不知鼻塞、流涕也是小儿咳嗽的主要诱因。孩子的鼻腔短小，鼻道狭窄、鼻黏膜柔软、血管丰富，易充血而导致鼻塞流涕，导致鼻部分泌物倒流刺激咽部、支气管黏膜，诱发小儿咳嗽。含减充血剂伪麻黄碱成分的复方制剂不但可以减轻鼻塞、流涕，还可减轻咳嗽症状。

　　有些家长认为小儿咳嗽为呼吸道炎症，所以会给孩子用消炎药，实际上这种做法是不正确的。小儿咳嗽不仅是呼吸道感染后炎症刺激导致的，过敏、烟尘、异物刺激均会诱发小儿咳嗽，若不对症，只是给孩子服用消炎药，不但不能治疗咳嗽，还会对胃肠道、肾脏产生毒副作用。

　　有的家长不知道如何用药，也不了解成人和儿童之间的差别，以为小儿也能服用成人药，只要把药量减半就可以了，实际上这种做法并不正确。小儿在生理、病理上和成人都是存在差异的，比如，小儿的脏腑器官发育尚稚嫩，酶系统发育不完全，代谢药物的能力差，易产生不良反应，所以家长应当选择儿童专用药物。

有的家长太过麻痹大意，认为咳嗽是儿童常见症状，不用太过担心，但是你知道吗？多数咳嗽症状都预示着某些疾病，特别是儿童的呼吸系统发育尚未成熟，有痰液时也不能顺利将痰液咳出，痰液滞留在呼吸道内，不但会加重炎症、咳嗽，还易使病菌扩散到肺中的其他部位，加重病情会引起并发症，所以，儿童咳嗽要及时就医，遵医嘱服药。

 # 久咳之后，先健脾

天气转凉之后，很多婴幼儿都会咳嗽不止、缠绵难愈合，用消炎药也没有什么效果，这是怎么回事？

从中医的角度上说"初咳在肺，久咳在脾，喘在肾"。意思就是说，婴幼儿在咳嗽初期时问题主要出在肺上，为肺气上移导致的咳嗽。久咳为"痰随气升，阻于气道"引起的，"脾主生痰之源、肺为出痰之气"，所以，想让久咳患儿停止咳嗽，不但要止咳，还要健脾化痰。

通常来说，孩子初咳时用药必须对症，否则会导致久咳。孩子初咳可以分成风寒咳嗽和风热咳嗽两类。其中，风寒咳嗽伴随着鼻塞、流涕、咽痒、咳白痰等症。此时可选择麻黄、杏仁、细辛等解表、宣肺、止咳药来治疗。

风热咳嗽的患儿除了会出现鼻塞、流涕之外，还会伴随着咽红、咽痛、咳黄痰等，治疗时应当从清热、疏风、宣肺入手，选择桑叶、菊花、薄荷等中草药。

孩子出现的若是久咳就从健脾、化痰、止咳着手，通常选择党参、白术、陈皮、半夏等来治疗。脾胃功能本就发育不良的孩童应当吃些有补脾之功的食物，采用平补制法，选择性平味甘、易消化的食物，如大枣、粳米等。

咳喘患儿大都呼吸表浅，吸气困难，表现出来的就是吸气的时候张口抬肩。中医认为"纳气责之于肾，呼气责之于肺"，所以，孩子出现咳喘时重点调理肾脏。

此外，家庭护理不当也是导致孩子久咳难愈的原因之一，很多家长到了冬天总是担心会冻着孩子，给孩子捂得很严实，使得孩子很容易出汗、受风、感冒，无意之中加重了孩子的咳嗽症状，导致其咳嗽迁延不愈。

饮食上，不要让孩子吃太多的高蛋白食物。有专家表示，很多久咳的患儿都伴随着大便干结，主要是由于蔬菜摄入过少，导致纤维素缺乏，无力促进肠道蠕动。从中医的角度上说"肺和大肠互为表里"，所以，大便不畅，肺气也会不畅，咳嗽也就难停。接下来为小儿推荐几款健脾粥：

◈ 薏仁粥

取薏仁30～60克，粳米100克，一同放入锅中，倒入适量清水熬粥即可。

薏仁微寒，能清热；粳米甘淡，可利湿、健脾，是清补佳品，适合夏季腹胀脘闷、不思饮食、大便溏稀等症。

◈ 萝卜饼

取白萝卜、面粉各250克，瘦猪肉100克，白萝卜洗净后切碎，放到沸水中煮3分钟，捞出；瘦肉切碎，和白萝卜混在一起，用刀剁成馅，调入葱、姜、蒜、盐、味精等，将面团做成 10 个小面饼，馅料放到面粉里面包好，制成饼状，放到锅内蒸熟。

萝卜饼能促进消化、提升食欲，健脾胃，非常适合食欲不振、食后腹胀的孩子服食。

◈ 莲子山药粥

取莲子 30 克，山药 80 克，粳米 50 克，莲子去掉皮、心，和山药、粳米一同熬粥食用。

适合消瘦、食欲不振的脾胃虚弱的患儿服食。

阴虚久咳，熬一碗百合大枣汤

每到冬春季节，孩子都很容易患呼吸系统疾病，如咳嗽。普通的一两声咳嗽属于生理性咳嗽，利于清除呼吸道内的分泌物和有害物质，可是如果频繁、剧烈的咳嗽，可就对孩子的身体健康不利了，甚至会诱发哮喘。

前段时间，朋友带着自己 5 岁的女儿桃桃来到诊所，仔细一问才得知，桃桃患上了咳嗽症状。朋友告诉我，前段时间桃桃患上了感冒，一直咳嗽，后来到医院一检查，被诊断为支气管炎，吃了些消炎退热镇咳药，也用了抗生素，但效果却并不怎么好。后来婆婆说既然西医看不好就带着孩子去看看中医吧，朋友就带着孩子来到我这儿了。

我给孩子做了检查，发现孩子的胸部影像检查没有异常，说明孩子根本就没得支气管炎，只不过是出现了慢性咳嗽。

咳嗽反复发作、迁延不愈，若不及时进行有效的治疗，久而久之就会导致变异性哮喘，我告诉朋友，不要孩子一咳嗽就给孩子用抗生素，对孩子的身体损伤是非常大的，因为抗生素多性寒凉，损伤孩子的脾胃；而且反复使用会产生耐药性，导致孩子的抗病能力下降，反复感冒。

桃桃的咳嗽发病缓慢，病程较长，痰少而黏，不容易咳出，口渴咽干，手足心热，舌红少苔，脉细搏动快，很明显是阴虚咳嗽，治疗时应当从滋阴润肺着手。

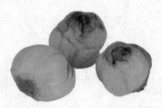

我给朋友推荐了个食疗方——百合大枣汤，嘱咐她回去之后给桃桃熬些来喝。具体做法：取百合15克，大枣3~5枚；干百合放到净水中浸泡12~24小时，之后和大枣一同熬煮至枣熟，每天吃2~3次，喝汤吃枣和百合。

小儿外感发热退去之后，遗留下的咳嗽会缠绵难愈，咳嗽有外感内伤之分，若是外感风热而致，应当用寒凉药疏风清热、宣肺止咳；如果像桃桃这样，外因已经消除，转成了内伤，肺阴虚证，应当以补肺阴为主，此时不能再用寒凉之药。孩子的脏腑娇嫩，尤其是肺部，不耐寒热，用药过寒或燥烈，孩子的咳嗽就会迁延不愈。

百合大枣汤之中的百合味甘、苦，性微寒，有清热安神之功，能治虚火，利二便。现代成分分析的结果显示，百合中除了含淀粉、脂肪、蛋白质外，还含有蔗糖、果胶、钾、钙、磷、铁、胡萝卜素、维生素 B_1、维生素 B_2、维生素 C 等。

药理学研究表明，百合有止咳祛痰、镇静安神、滋阴润肺之功，配合味甘、性温的大枣，能养心补血、健脾生津。二者同用，即可润肺止咳、健脾益气、清除余热，治疗慢性咳嗽或阴虚咳嗽，非常适合小儿咳嗽不止者。但是要注意，此方不适合风寒咳嗽者，脾胃虚寒的孩子不能单用百合。

我告诉朋友，除了百合大枣汤之外，回去之后还可以让孩子多吃些蜂蜜蒸梨、猪肺百合汤等，家里准备些养阴清肺丸、川贝枇杷膏应急。

大概1个星期之后，桃桃的咳嗽症状就止住了，痰液也能顺利咳出了，继续服了一个星期之后，桃桃的咳嗽就痊愈了。

 # 小儿痄腮，用好绿豆症状消

小儿痄腮即小儿病毒性腮腺炎，是一种由腮腺炎病毒导致的急性呼吸道传染病，全年都可发病，冬春季节为发病高峰期。主要发生在儿童身上，呈散发或流行，集体儿童机构中会形成暴发流行。临床上，唾液腺急性非化脓性肿胀为主要特征，经常会伴随着脑膜炎、胰腺炎、睾丸炎等。

中医将痄腮归到温热病的行列，这种时疫之毒很容易侵袭弱小的孩子，最开始孩子会发高烧，第二天一侧的脖子下面就会长出肿块，又疼又硬。由于痄腮为病毒感染所致，所以用消炎药是没有效果的。而使用抗病毒的药物毒副作用非常大，因此家长通常会带着痄腮的孩子看中医。

一般情况下，如果孩子的痄腮症状不严重，我都会建议家长采用绿豆外敷之法，效果是非常不错的。

具体操作：取1000克绿豆粉，用山西老醋将其调和成膏状，之后取适量绿豆粉捏成饼状敷在孩子的患处。敷2个小时左右绿豆饼就干了，此时换新的绿豆饼继续敷，每天敷七八次，连续敷2天，痄腮的地方就会逐渐变软、消失。

之所以用绿豆和醋搭配在一起，是因为绿豆有清热之功，能解痄腮之毒，而醋有收敛之功，药性入患处，疾病自然可以痊愈。

疖腮可以通过接种疫苗来预防，腮腺炎减毒疫苗已经被证实安全有效，现在采用最多的就是麻疹、风疹、腮腺炎三联疫苗，接种之后抗体阳转率高达96%，腮腺炎自然感染保护的效果高达97%。免疫之后与抗体至少能维持9.5年。注射此疫苗通常无其他不良反应，但是对鸡蛋过敏的患儿要忌用。

 # 小儿麻疹，试试三豆解毒方

记得有一次，一位妈妈抱着孩子火急火燎地跑到诊所，进门就大喊道："大夫，大夫，您快过来看看。"我赶忙把那对母子让进屋里，孩子的眼眯缝着，似乎在躲避外面的光线，而且不停地咳嗽、打喷嚏、流鼻涕，我摸了摸他的额头，有些热，眼睛里含着泪花。我怀疑这孩子出现的是麻疹前兆。

为了确诊，我让孩子张开嘴，在磨牙和脸颊咬痕的地方，我发现了一个如同白蛾子一般的东西贴在上面，很明显，孩子就是得了麻疹。

从中医的角度上说，麻疹为外感时疫之毒，治疗的时候不能轻易使用退烧药。一般情况下，孩子出疹之后会发烧3天，出疹3天，退疹3天，因此，从发病到痊愈最少需要9天的时间。并且，疹毒一定要通过皮肤长疹疙瘩透出来才能解毒，进而退烧。使用退烧药的话，疹疙瘩透不出，即为疹出不畅，邪毒淤积在身体之中，就会伤及肺脏，诱发病毒性肺炎，症状严重者被邪毒攻心，表现出高热不退，甚至昏迷。

既然退烧药不能用，该如何解疹毒呢？当时外面刚下过雪，我化了些雪水，之后准备红豆、绿豆、黑豆各半斤，生甘草30克，我先用医用纱布将甘草包好放到雪水中煮沸，之后继续煮 5 分钟，又准备好豆子，用小火煮了 15 分钟左右豆子就熟烂了。扔掉甘草包，捞出豆子，晾干，留下煮豆的原汁，将豆子放到暖气上烘干，之后放入原汁中浸泡 2 个小时，重复上述操作至豆汁被吸得差不多了即可。

之后我让那位妈妈将黑豆拿回去，每天给孩子吃上三四次，每次吃二三十颗。大概连续吃了一个星期之后，孩子的妈妈打电话告诉我说孩子的疹子不但全都出来了，而且现在已经消失得差不多了，就是出过疹子的地方留了些淡痘印儿。

很多孩子出过疹子之后会大伤元气，常常疲劳、困乏、精神不振、免疫力下降，身体要恢复一段时间才能复原。但是通过吃豆子来解毒不仅毒解得快，还能够避免伤及孩子的元气，出疹的时间也能相应缩短，而且不会导致并发症。很多的解毒中药都有苦寒泻下之功，让孩子服用易诱发腹泻，但是通过三豆来解毒就不存在这个问题了。

黑豆、赤小豆和绿豆都有非常好的解毒、利湿之功，再加上用雪水煮，更能大大提升三豆的解毒之功，放入甘草是为了调和药性。没有雪水的话也可以直接用自来水煮。

平时也可以给孩子吃些三豆解毒方，它的保健效果是非常不错的，平均每一两个月给孩子吃上 1 斤左右的三豆解毒方，就像吃零食那样让孩子吃上几天，不仅可以解毒，还能够辅助治疗孩子出现的病症。体虚的孩子每次吃十几颗就可以了，不能吃太多，因为三豆解毒方药性偏凉，过量食用对孩子的身体健康不利。

小儿呼吸道过敏,妈妈调养有方

小儿呼吸道过敏之后会表现出咳嗽、流涕等症,和普通的感冒症状相似,中医可以从舌苔和脉象上去分辨。感冒的特点是突然性,突然咳嗽或流鼻涕;过敏则是长期如此,症状时好时坏,特别是早晨起床或晚上睡觉的时候症状非常严重,季节交替、昼夜温差大的时候症状会更加严重。

有的孩子咳嗽期间还一直吃着冰激凌、雪糕等,很容易导致久咳不愈。所以,呼吸道过敏的患儿平时应当注意饮食的调养,进而健脾固肺,益气滋肾。

有些小儿出现的气喘就是过敏导致的,西医将哮喘归结为外因性和内因性。外因性多为过敏原导致的,内因性的发病原因尚不明确,不过二者都会导致呼吸道发炎、呼吸道的平滑肌发生痉挛,黏膜水肿,黏液分泌过多,导致呼吸道管径变得狭窄,产生咳嗽、喘鸣、呼吸困难等症。

中医认为,哮喘和肺、脾、肾有着关联,金生水,如果久病咳嗽不愈,应当从肾着手调理。治疗哮喘的过程中,会强调脾胃之调理,提醒家长注意患儿的饮食,防止冰冷寒凉食物伤及脾胃阳气。实际上,很多呼吸道疾病都是由胃肠受寒开始,良好的胃肠道环境利于减少过敏性疾病和呼吸道疾病。

小儿气喘主要为肺气本虚,多为外感风邪诱发的,风邪袭肺,使得肺气不能正常宣发,气机升降失常,上逆为喘。也有的是由于饮食上过食生冷寒凉之品,伤及脾胃,痰浊内生,上至于肺,壅阻肺气,气逆而喘。从这里我们不难看出,想要改善小儿气喘,不但要避免外感风邪,还应规范日常饮食。

如果孩子经常发作气喘，不但要注意调理饮食，还要去看中医，通过适当的中药调理体质。中药调理治疗，可分成发作期和缓解期两大阶段。发作期要先分寒热，如果寒气重，表现出喘咳气急、鼻涕多而清，痰多稀薄有白沫，怕冷，肢冷，舌苔薄白，脉浮紧脉，治疗时应当以宣肺散寒为主，可用麻黄汤或华盖散加减。

如果是热象，会表现出表寒里热，表现出喘逆上气，呼吸加速，胸胀不舒，发热口渴，痰黄涕稠，脉浮数。此时不仅要宣肺，还应泄热，可用麻杏甘石汤加减，痰多者加用桑白皮、瓜蒌仁。

缓解期患儿重在调补身体，如玉屏风散，不但能改善气喘症状，还能提升自身抵抗力，不容易受外邪之侵袭。

如果孩子的身体瘦弱，食欲下降，兼脾胃不调，可以服用小承气汤加麦芽、神曲，不但能调节孩子的自身免疫力，还能够改善孩子的食欲。患儿面黄或苍白，或原本身体瘦弱，连续调理一段时间之后身体就会变得结实，不但能提升食欲，面色也会变得红润有光泽，精神、体力也会更加充沛。接下来为呼吸道过敏患儿推荐几款药膳方：

◈ 养气健脾汤

具体做法：鸡腿 1 只，山药适量，黄芩、党参各 15 克，五味子 5 克，麦冬 10 克，生姜 3 片。将鸡腿处理干净后备用，锅中倒入适量清水，开大火煮沸之后放入药材、鸡腿，开小火煮 30 分钟，调入适量盐即可。

此汤适合 2 岁以上，食欲不佳，易患呼吸道过敏、感冒的小儿服用。

◈ 百合饮

取百合、款冬花各 10 克，蜂蜜 2 大匙，将药材洗净之后放到杯子内，倒入 300～500 毫升热水浸泡 10 分钟，之后调入适量蜂蜜即可。

◈ 辛夷煲鸡蛋

具体做法：取辛夷花9克，鸡蛋2只。先将蛋整枚打到沸水内略煮片刻，之后再加入辛夷花同煮2～3分钟即可。吃蛋喝汤，咸甜任意。

此药膳可治疗反复上呼吸道感染、过敏性鼻炎。

 # 胎热，给产妇喝一杯黑豆豆浆

胎热主要指：产妇临产时双目失明；婴儿出生之后目闭面赤，眼泡浮肿，烦啼不已，溺赤粪稠之症。出现这种症状，主要是因为小儿在母胎之中感热导致的，因而得名胎热。通常情况下是由于孕母恣食辛热炙煿的食物，或患热病失于清解，导致胞宫积热，波及胎儿。

一天，同小区的王婶急匆匆跑到诊所，让我去她家看看她刚出生的小孙子。孩子是顺产，已经出生2天了，王婶的儿媳是个四川姑娘，生孩子之前由于身体浮肿不适再加上孩子的月份增大负重而不思饮食，为了提升儿媳的食欲，王婶特意做了儿媳爱吃的各种四川辣味菜肴。谁知孩子刚出生的第一天没睁眼，而且上眼皮有些肿，皮肤发红，面色发黄，而且有生理性黄疸。我摸了摸孩子的小脸，有些发烫。王婶还告诉我，孩子的小便也有些发黄，胎粪到现在也没下来。

经过王婶的叙述和我的一番观察之后，我断定这孩子出现的是胎热之症。我嘱咐王婶以后每天早晚让产妇喝1杯黑豆豆浆，有什么情况再来找我。之后我便回到诊所，留下将信将疑的王婶。

大概一个星期之后，我去早市买菜的时候碰到了王婶，她大老远看到我就赶紧走了过来，拉着我的手说："大夫，你的方子太灵了，我儿媳只喝了 2 天，孩子的胎粪就排了下来了，是黑色的，连续喝四五天之后，孩子的皮肤不红了，眼也不肿了，小家伙就呼呼地睡觉。"

那么为什么黑豆豆浆能够治疗胎儿呢？黑豆有清热解毒之功，而且排毒的过程不会伤及元气，入肾，利水，可以让热经小便排出体外。

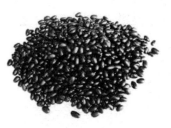

挑选黑豆的时候应当选择雄性的，椭圆形的是雌性的，越圆的雄性黑豆的药效越好。每次取 30 颗黑豆放到豆浆机中，打上一杯浓浓的豆浆就可以了。方法简单，而且见效迅速，无毒副作用。也避免了某些家长因为担心孩子会在药物作用下健康受损而拒绝服药、抗病，到最后无非是苦了孩子，让孩子也忍受了病痛的折磨。

 # 小儿乳蛾病，鸡内金消溃疡

小儿乳蛾病是一种临床常见病、多发病，主要发生在春秋两个季节，容易出现在儿童、青年的身上，病程迁延、反复发作的多是虚证或虚实夹杂证。此病可诱发痛、痹证心悸、怔忡等全身疾病。确切地说，乳蛾就是扁桃体炎或咽炎。

记得有一次，一位老爷爷领着一个七八岁大的孩子来到诊所看病，孩子的爷爷告诉我，孩子经常患上咽炎或者扁桃体炎症，最近又开始嗓子不舒服了。每次都是一开始嗓子不舒服，等到第二天就长出了白色的溃疡，声音沙哑，甚至连说话、咽东西都困难，只能喝点稀粥。

那位爷爷问我能不能给孩子开点含片，我摇了摇头，部分家长在孩子出现嗓子痛的症状时会自行给孩子服用含片，岂不知含片中大多添加了冰片、薄荷等清凉药物，虽然能够缓解咽喉的不适，但是却会使孩子的胃着凉，甚至出现呕吐。脾气急点的家长会直接带着孩子去注射抗生素，虽然见效快，但是久而久之对孩子身体产生的伤害是非常大的，到最后孩子对抗生素产生了耐药性，患上必须使用抗生素的疾病时用抗生素都不怎么见效了。

我给那位老人推荐了一种常见中药——鸡内金。很多人都知道鸡内金能消食导滞，却很少有人知道它还可以治疗溃疡。

取几个新鲜的鸡内金，放到阳台上阴干，之后将鸡内金放到燃气炉上烤至稍微发黑，这样即可避免鸡内金的药性流失。将烤好的鸡内金放到一张干净的纸上，将纸对折，之后用小瓶子擀上十几次，至鸡内金呈粉末，用细筛过几次即可。

既然准备好了药粉，那要怎么用呢？具体用法：取一根 2 厘米长的细管，将加工好的鸡内金粉末装到细管中，吹到孩子的溃疡面上即可，连续用个两三次，溃疡上的"白蛾"就消失了，而且上面渗出鲜红的血液，此即为中医上提到的"瘀去新自生"，每天喷上几次，孩子的溃疡即可痊愈。

老人回去之后如法操作，几天之后再来复诊时，孩子的咽喉痛的症状已经基本痊愈，吃饭、喝水都不成问题了。

其实，扁桃体炎、化脓性咽喉炎、口腔溃疡的发病原因一样，这些溃疡都是胸腔之中的积热上蒸至咽喉和口腔，发展成热毒而致。咽喉为吃饭、呼吸之要道，一旦出问题就要及早治疗，否则后患无穷。

小儿便秘肛裂，内服外敷治疼痛

小儿便秘是常见症状，长期便秘容易引发小儿肛裂，主要症状为：疼痛、便血，给患儿带来极大的痛苦。长时间肛裂会使得小儿由于恐惧排便而不敢进食，甚至诱发营养不良，严重影响到孩子正常的生长发育。

一个月前，有个 4 岁的小男孩在妈妈的带领下来到诊所。进门之后，孩子似乎有些怕我，一直躲在妈妈的怀里。仔细一问我才得知，孩子大便干结好几个月了，但是最近孩子排便的时候会肛门疼痛，而且带有少量鲜血，如今一上厕所就哇哇大哭，现在都不敢排便了。经过诊断，我断定这个孩子出现的是早期肛裂。可以通过适当的内服外敷方法治愈，如果是陈旧性肛裂还要通过手术治疗。

我给孩子的妈妈推荐了以下几种外敷内服法：

◈ 外敷蛋黄油

具体做法：将鸡蛋 10 枚煮熟，去壳、蛋清，留蛋黄；将蛋黄放到锅中，开中火翻炒 15 分钟左右，至蛋黄炭化变黑，继续煎炒 5 分钟，至流出黑褐色浓稠的蛋黄油，过滤留油。

每天便后清洁孩子的肛门，之后用棉签将蛋黄油涂在肛门裂口处，每天 2 次，连用 10 天。

蛋黄油有生肌润燥之功，能促进创面愈合，民间经常用其治疗烧伤、久治不愈的慢性溃疡。

◈ 内饮槐菊饮

具体做法：槐米、菊花各 10 克，用清水洗掉浮尘，倒入开水 500 毫升冲泡。喝的时候调入适量槐花蜜，每天喝数次，代茶饮。

槐菊饮中槐米有清热通便、凉血止血之功；菊花可疏风泻火。二者同用，用槐花蜜作药引子，不但能提升其泻火润肠通便之功，而且由于其味甘甜容易被患儿接受。那位妈妈回去之后按照我教给她的方法操作，而且我嘱咐她让孩子多吃新鲜果蔬，少吃肥甘厚味。

第二天孩子就顺利排出了大便，而且疼痛有所减轻。一个星期之后再来复诊的时候，孩子已经每天排便 1 次了，而且排便的时候不再喊疼了。经过检查，孩子的肛裂已经愈合。

想要预防小儿肛裂，应当从预防小儿便秘着手，而预防小儿便秘，要做到以下几点：哺乳期的婴儿以母乳喂养；让孩子养成良好的卫生习惯，定时排便，不挑食、不偏食，摄入足量的水分和新鲜果蔬。

已经患上了小儿肛裂应当注意以下几点：清淡饮食，多喝水，多吃新鲜果蔬，以性味清凉者为主，如生梨、甘蔗、香蕉等；多吃富含膳食纤维的食物，如茭白、芹菜等。忌食虾、蟹等发物，煎炒炙烤、炒货，一切辛辣刺激之品。

小儿抽动症，不要打骂孩子

抽动症又叫抽动秽语综合征，指的是一种以多发性不自主的抽动，语言或行为障碍为特征的综合征。临床表现包括：姿势短暂、快速、突然、程度不同的不随意运动，最初是频繁眨眼、挤眉、吸鼻、噘嘴、张口、伸舌、点头等，经常伴随着感觉、认知、交流、行为等障碍和继发性骨骼肌肉异常，同时有多动症发作，一般在 3~15 岁发病，男性比女性多，比例是（3~4）：1。

孩子出现频眨眼、斜眼、扬眉、皱眉、做怪相、咧嘴缩鼻、挤眉弄眼、摇头、耸肩、鼓肚子、点头、摇头、扭头、耸肩、挺脖子、挺胸、扭腰、腹肌抽动、扭臂、举臂、甩手、握拳、搓手指、语音迟延、不自骂人、音调强弱不匀等症时，也就是平时家长说的孩子的"臭毛病"时，就说明孩子患上了抽动症。

前年有个远房亲戚刘奶奶来家里探望母亲，带着自己6岁的小孙子小荣，寒暄了几句之后，我便出去给他们倒茶，等到我再进门的时候孩子在椅子边上哽咽着，手还擦着脸上残留的泪水，旁边是气呼呼的刘奶奶，仔细一问才得知，原来小荣常常挤眉弄眼，每次看到他这样奶奶就非常生气，有时候还会忍不住打上他几巴掌，"这孩子就是不长记性，打他多少次了！"刘奶奶的气还是没有消。

我走到孩子的跟前，轻声细语地哄着他，猛然发现孩子又开始挤眉弄眼了，便明白孩子并不是故意这样做的，他很可能是患上了抽动症。于是我对刘奶奶说："以后不要再打小荣了，他不是故意挤眉弄眼的，很可能是患上了抽动症。"刘奶奶一听脸色都变了，赶忙问我有没有治疗的方法。

我嘱咐刘奶奶，以后孩子再出现抽动症的时候不要打骂孩子，因为你越是这样对他，他的抽动就会越厉害，应当对其置之不理或者让孩子转移注意力，这样做更有助于改善孩子的抽动症。

之后我让刘奶奶把孩子送到医院进行了系统的治疗，同时配合生活中的调整，一段时间之后，小荣挤眉弄眼的毛病果然消失了。

新生儿湿疹，教你一个外用方

一天下午，我的一个朋友突然打电话给我："不好了，我小孙女的脸上长了很多小痘痘，额头、眼角都是，你抽空过来看看吧。"朋友家离诊所很近，中午吃过饭后诊所也没什么人，我就赶了过去。

朋友的小孙女出生快一个月了，一看孩子身上的小痘痘我就明白了，患的是湿疹。我给朋友推荐了个外用方，让她在孩子长湿疹的地方涂抹薄薄的一层就可以了。

外用方的具体做法：取大黄、黄连、黄檗各 6 克，枯矾 8 克，青黛 3 克，猪油适量，前几味药都是颗粒。先将猪油放到炒锅中开小火化开，之后将颗粒剂放到猪油里面，一边加一边搅拌，如此一来药物就均匀地混合在猪油之中了。每天少量多次，均匀地涂抹到婴儿的脸上。

此方之中的大黄有清热泻火之功，能清除上焦和下焦之火；黄连有清热泻火之功，它清的是上焦和中焦之火；黄檗有清热燥湿之功；枯矾有燥湿止痒之功；青黛能泻五脏六腑之火；用猪油搭配上述药物不但能清热润燥，还能滋润肌肤。

有些妈妈在怀孕的时候总是担心营养跟不上，一个劲儿地进补，因此大部分的妈妈体质偏热，但是经过分娩之后耗费精力、出血等原因能得到一定的缓解。而体内仍然有热的妈妈会通过奶水将热传给孩子，如果妈妈身体中的热消失了，孩子身上的湿疹也就不见了，此时的妈妈可以服用一些调养体质的方剂。

3 天之后，朋友专门到诊所告诉我她小孙子身上的湿疹已经退下去了，看着孩子舒舒服服，安安静静地吃睡，全家人心头的石头也落了下来。

 # 小儿夜啼，对症用方哭声止

小儿夜啼可能是内热引起的，比如面色发红、烦躁不安、大便干燥、小便发黄。而且和白天受到惊吓有关，比如争吵、恐怖镜头、动物叫声等，使得小儿心神不宁、惊恐不安、睡中易醒等。还可能和小儿积食有关，中国有句古话叫"胃不和则卧不安"，孩子腹中有积食，就会腹胀、反酸、呕吐等，怎么可能睡得踏实呢？

◈ 内热型小儿夜啼：淡竹叶茶

前段时间，一对年轻的夫妇抱着个刚满月的女婴来到诊所，小伙子的精神状态似乎不是很好，无精打采还打着哈欠，仔细一问才知道，小伙子是某公司的销售经理，白天的工作很繁忙，晚上回家之后孩子还哭闹不止，吵得他辗转反侧睡不着，第二天早晨起床后无精打采、浑身疲乏。

白天在家的时候孩子就不哭不闹，玩得很好，晚上哭的时候喂奶哭声就能止住，但是一停下，过不了多久又会继续哭，一个晚上就这么折腾下来，小夫妻俩苦不堪言。

我对孩子做了一番检查，发现孩子的面色发红，嘴唇通红，手脚心发热。我问孩子的妈妈孩子的大小便情况。孩子的妈妈说小便有些发黄，大便每 2 天解一次。了解了这些情况之后，我断定孩子出现的夜啼是因为心里有热。

我给那对夫妇推荐的是淡竹叶泡水，嘱咐他们回家之后每天让孩子喝上一点，连续喝个两三天就不哭了。

之所以用淡竹叶泡茶有这样的功效，是因为淡竹叶有清热、除烦、利尿之功，因此能有效治疗面赤唇红、烦躁不安、仰面而哭、哭声较响、小便短赤或大便秘结的小儿夜啼。

此外，对于此类患儿，家长还可以选择"清天河水"的方法。具体操作：天河水是从腕横纹中点到肘横纹终点的一条直线，家长每天用拇指侧推或用食指、中指指腹向上直推即为清天河水，每天晚上给孩子清天河水200次，即可泄心火、治夜啼。

◈ 受惊型小儿夜啼：五倍子外敷

同事家的宝宝三四个月大的时候晚上常常哭闹不止，白天精神头很好，到了晚上却会睡不踏实，经常在梦里惊醒，醒来的时候哭得面色发青，紧紧地抱着表妹不放手，需要哄很久才能入睡。通过同事的叙述，我断定这个孩子出现的应该是受惊夜啼。我给她推荐了五倍子外敷方：取老陈醋将研成末的五倍子调和成膏状外敷在肚脐中心的神阙穴，之后用胶布固定好，贴10～12小时，每天换1次药，连续敷3天即可。

现代医学认为，小儿的神经系统的繁育尚未完善，对外界的变化，尤其是声音的变化无法做出正常反应，进而受到惊吓。从中医的角度上说，小儿的脏腑娇嫩，形气未充，心气虚，胆气弱，肾气亏，很容易受外界的干扰，所以在看到可怕的东西、听到恐怖的声音时会气机逆乱，神志不安，但家长往往注意不到这一点。

对于夜惊啼哭的孩子，治疗的时候应当从镇定安神着手。上方之中的五倍子有敛肺益肾、止泻固脱之功，归肺经、大肠经和肾经，通常用其治疗肺虚久咳、自汗盗汗、拉肚子。我们的肚脐最怕着凉，是腹壁的最后闭合处，屏障功能较差，将五倍子敷在这个地方利于其药性的渗透吸收。这种方法不仅见效快，而且没有毒副作用。

同事回家之后按照我教给她的方法操作，三天之后，孩子夜间哭闹的时间大大缩短，继续服了两天之后，孩子的夜啼症状就痊愈了，我便提醒同事停止给孩子敷五倍子。

◈ 脾虚型小儿夜啼：大枣陈皮水

有些孩子出现的夜啼是由于脾虚导致的，此类患儿面色㿠白，四肢倦怠，手足稍冷，吮乳无力，哭声低微，大便溏稀，小便清长。对于此类患儿，我通常会推荐大枣陈皮水。

具体做法：取陈皮、白术、蝉蜕各2克，炮姜1克，大枣3个，一同放入锅中，加入适量清水熬煮即可，喂其汁给孩子喝。

此方之中的陈皮和白术有理气健脾之功；炮姜温中散寒；大枣安神养血；蝉蜕能止惊哭夜啼。

小儿黄疸，喝点茵陈水

前段时间，有个朋友打电话让我过去一趟，说孩子身上起黄疸了。当时朋友已经生产一个星期了，医院检查说孩子的黄疸有些重，给孩子开了一些药，让朋友每天喂孩子吃，朋友拿出那些瓶瓶罐罐问我能不能吃，我看了看说："不用吃，你注意多给孩子喝点水就行了，黄疸很快就能被排泄掉。"

又过了一个星期，朋友已经出院一个星期了，又打电话给我，她说孩子的黄疸虽然轻了些，可还是没退，眼睛、嘴巴周围的黄疸很明显。当天下午就给朋友送了点茵陈过去，让她放入锅中熬水，取20毫升倒入孩子的奶瓶里让孩子喝，又过了几天，孩子脸上的黄疸已经基本消失了，我让她带着孩子去医院再做个检查，检查结果显示孩子的黄疸值已经正常了，半个月之后再测量的时候，孩子的黄疸已经完全消失。

茵陈的价格低廉，很容易购买得到，味苦、辛，性微寒，归脾、胃、肝、胆经，而且有退黄之功。《湖南药物志》上提到，用茵陈治感冒，黄疸，漆疮时"茵陈五钱，水煎服"。

除此之外，以下几个方剂也适用于新生儿黄疸：

◈ 茵陈丹参汤

具体做法：取绵茵陈、丹参各15克，车前子6克，甘草3克，一同放入锅中煎汁，每天1剂，分成3～5次口服。此方能治疗新生儿迁延性黄疸。

◈ 茵陈红枣汤

取茵陈6克，红枣5个，一同放入锅中，倒入适量清水煎汁，随时服用，每天1剂，连服1个星期左右至黄疸消退。此方能治疗新生儿黄疸。

◈ 生麦芽汤

取生麦芽9克，茵陈12～15克，金钱草9克，穿肠草6克，通草、黄檗各3克。一同放入锅中煎汁，随证加减。此方能治疗婴幼儿黄疸。

 # 小儿头晕,两款茶方能改善

一般来说，小儿体内的阳气要比成人旺盛，既然如此，孩子的身体温度应该比家长高才对，可偏偏有那么一群孩子，他们的手脚冰冷，主要是气虚导致的，这样的孩子脾胃功能一般比较差，或者属于过敏体质。

血虚多出现在先天性贫血或血色素不足，患儿的面色苍白，畏寒怕冷，而且怕热，经常睡到半夜盗汗，易流汗。

小儿头晕，家长要么不放在心上，要么以为孩子患了脑瘤。如果孩子头晕加上肢体不平衡，走路的时候易跌倒，或易撞到东西，家长就要考虑孩子是不是由于肿瘤压迫而失去了平衡感。

肿瘤和头痛之间有着密切的关系，这种头痛是非常剧烈的，甚至痛的孩子在地上打滚，可能会伴随着呕吐，呕吐呈喷射状，吐的非常多，并且经常发生于清晨，多和压迫到呕吐中枢有关。

血虚患儿会表现出头晕眼花、心悸失眠、手足麻木、面色苍白或萎黄等，并且，在内、外、妇、儿科病症中都能看到血虚症候，不过小孩出现血虚的比较少，一般属于先天性贫血或再生障碍贫血等问题。

小孩儿比较容易出现气虚，包括胃肠气弱，脾胃不足、爱发脾气、出虚汗，以及先天胃气不足，表现出尿多、尿床、尿频、发育迟缓等症。

气虚的孩子会表现出头晕症状，走路快或跑楼梯的时候容易喘、眩晕，经常会在起床之后感到疲累，困乏。既然头晕可能是气虚或血虚引起的，可以喝以下两款茶来改善症状。

◈ 气虚茶

具体做法：取党参 15 克，红枣 6 枚，一同放入锅中，倒入 700 毫升清水，开小火煮 10 分钟，可以连续煮 2 次，代替茶来饮用，晚上最好不要喝。

此方有补气提神之功，能够提升孩子的注意力。此茶适合 2 岁以上的患儿饮服，2 ~ 6 岁的患儿的饮用量是 100 毫升/天；6 岁以上的患儿的饮用量是每天 300 毫升。

◆ 血虚茶

具体做法：取熟地 10 克，龙眼 9 克，一同放入锅中，倒入 700 毫升清水，开小火煮 10 分钟即可。

此方之中的熟地和龙眼都是补血药材，非常适合血虚患儿服用，若本身易腹泻，可以每个星期喝上一两次。6 岁以下的患儿要经医师辨证之后再服；6 ~ 12 岁的小朋友的饮用量要减半，200 ~ 350 毫升即可。

 # 小儿头痛,按摩加茶方

头痛是成年人常出现的症状，可是孩子说自己头痛的时候往往让我们难以相信，甚至认为孩子在撒谎、骗人，难道孩子真的不会头痛吗？

当然不是，小孩子也会像大人一样出现头痛。眼睛、牙齿、鼻子、耳朵的疾病，以及感冒、压力等都会让孩子出现头痛，家长一定要细心观察，同时找出孩子头痛的原因。如果总是忽略孩子的头痛症状，很可能会留下后遗症。

如果孩子只是偶尔疼痛，疼痛消失后的活动和食欲都正常，家长则不用太过担心，但如果孩子出现的是持续性头痛或发烧，同时伴随着活动力下降、食欲衰退，甚至颈部僵硬、恶心呕吐、平衡感出问题，就说明孩子出现的已经不是单纯性的头痛，而是头内出了问题，可能患上了脑炎、脑瘤。

多数头痛和大脑并没有绝对的关系，孩子出现的头痛多为鼻子、眼睛或牙齿出了问题。如鼻子过敏会导致前额头胀痛，眼睛近视或散光会导致两侧和前额紧痛，感冒会导致后头痛或整个头闷痛，蛀牙也会诱发头痛……

应当注意基底动脉偏头痛，此类头痛属于母系遗传头痛，可能从小学就开始发作，头痛剧烈到不能上学。有的时候会在闷热的环境中感到头晕，多为头痛和头晕交替出现，此时家长就要带孩子到医院检查，看看是不是基底动脉偏头痛导致的。此类头痛的患儿平时要忌食乳酪、巧克力、番茄、柳丁等，此类食物中含有一种特别的氨基酸，会刺激血管不正常收缩，使偏头痛更容易发作。

既然头痛的诱因很多，那么治疗起来也是要对症用药或按摩，接下来介绍一下头痛的配茶和按摩方法：

◈ 葛根白芍茶

具体做法：取葛根、白芍药、炙甘草各9克，新鲜薄荷叶6~9片，一同放入锅中，倒入700毫升热水浸泡15分钟，也可以用小火煮10分钟，要注意薄荷后放到锅中，稍微焖一下即可。

此方适合容易紧张、压力大的6岁以上的患儿，也能缓解感冒初期的头痛。6~9岁的患儿每次喝150~200毫升，早、晚各喝1次或早、中、晚分别喝1次。

◈ 穴位按摩法

太冲穴：位于足背侧，第1、2趾骨结合部位之前的凹陷处。将大拇指压在太冲穴上稍微用力按揉即可。能治疗压力引起的头痛。

合谷穴：手背拇指和食指间凸起的那块肌肉就是合谷穴。直接将大拇指放在这个穴位上稍微用力按摩即可。合谷穴是个止痛要穴，不管是头痛、痛经还是腹泻导致的肚子痛都可以通过按摩这个穴位止痛。

小儿结膜炎，试试菊花甘草汤

孩子天性爱玩，看什么事物都觉得新鲜，如此难免会接触到自然界中各式各样的物质，如灰尘、泥土、动物皮毛、花粉等，这些物质都易诱发过敏，导致结膜炎的出现。如果是有家族过敏史，有过敏感症状、属于过敏体质的孩子，更容易患上过敏性结膜炎。主要表现：眼皮浮肿，眼结膜充血发红，流眼泪，孩子有偶尔眼痒而揉眼，眼睛出现透明黏稠的分泌物。

结膜炎可以分为急性感染和慢性感染两大类，急性感染可以分成细菌感染、病毒感染，其中，细菌感染时眼睛的分泌物较多，呈黄色浓稠状；病毒感染多为腺病毒感染所致，眼内有水样分泌物，并且会伴随着感冒症状。

想要改善结膜炎，可以按摩眼点穴（手背大拇指指关节后方外侧，接近赤白肉处），用大拇指和食指指腹做旋转揉动，力度从轻到重，按摩 10 ~ 20 秒。这种按摩方法能够改善眼部不适、头晕、结膜炎、鼻塞、黑眼圈等。

中药里面有很多能够治疗急性发炎的药物，结膜炎也可以通过中药来治疗，见效迅速。急性结膜炎有高度传染性，其主要临床症状包括：眼内有异物感，眼睑水肿，畏光，流泪，有黏稠分泌物。

孩子感染的时候会有显著的全身性症状，特别是家中有婴儿时，应当提高警惕，婴儿本身的免疫系统尚未健全，感染到急性传染性结膜炎的时候症状会加重，除了发烧、淋巴结肿痛之外，还可能发生角膜表皮糜烂。

慢性结膜炎患儿平时可以适量服用菊花甘草汤。

具体做法：取菊花、甘草各 5 克，分别洗净之后将甘草放入锅中，倒入 500 ~ 700 毫升清水，开小火煮 5 分钟，之后放入菊花继续煮 5 分钟。菊花不能煮的太久，可以采用浸泡的方式，先泡甘草，之后再放入菊花。此方适合 2 岁以上的患儿，如果患儿不满 6 岁，应减半服用。菊花能养目血，去翳膜，有效治疗头、目疾病。

最后提醒家长们注意一点，孩子患上结膜炎之后应当禁食烧、烤、炸、辣食物，易上火，而急性炎症属实火，慢性炎症属虚火，无论是哪一种火，都处在上火状态，让孩子吃此类食物不利于病情的恢复。

 # 小儿扭伤,用正确的方法处理

日常生活中，孩子经常因为活泼好动而发生扭伤，处理不当，可能会加重扭伤部位的症状。不管是扭伤还是拉伤，都应当尽早处理，而且要采取热敷的方法，否则易转变成慢性疼痛。

孩子发生扭伤后，在疼痛未被缓解之前不要勉强移动，否则会加重病情，比如，孩子跌倒之后不能立即过去搀扶，而是要让孩子自己站起来，或者孩子痛得哭了再协助孩子起来，这样才能避免气机紊乱。

多数家长认为孩子扭伤之后要立即冰敷，很多西医也是这样教授的，然而这种做法真的正确吗？

中医上有个观点要"通则不痛，痛则不通"，冰敷会让血管收缩，如此一来，出血量就会减少，但是气的循环也会跟着受阻，而很多扭伤本身就是气滞所致，只有疏通气滞才能促进伤势的好转。此时采取冰敷的方法会导致气受阻滞，使得扭伤由于血瘀而延长康复时间，并且血瘀可能会导致日后组织的循环障碍，曾经受伤的地方很可能再次受伤，或者日后易出现酸痛症状。

气是一种能量，能让人体正常运作的能量，虽然看不见摸不着，但它却实实在在地存在着；血能滋养器官组织的养分代谢，对于人体来说，二者缺一不可。扭伤能看到局部血瘀，但气滞也是不能被忽视的，针灸能够疏气滞，而药物能活血瘀，气通则血活，瘀去则新生，这才是治疗扭伤的根本。

舒缓扭伤的按摩方法：取手三里穴（手肘横纹末端，向下 3 根横指处），直接用拇指按常法按揉此穴即可。取阳陵泉穴（位于小腿外侧，当腓骨小头前下方凹陷处），直接用拇指按常法按摩即可。

 # 小儿失眠，对症用方效果佳

有的孩子只有妈妈在身边的时候才能睡着，妈妈一离开就会苏醒，又哭又闹不肯再睡。妈妈可以给孩子听听舒缓的音乐，或者抚摸孩子的背部，给孩子做做适当的按摩，促进孩子入眠。

任何年龄段的人都可能会出现失眠问题，如果失眠是吃得太多导致了胀气，甚至胃酸逆流，胸部产生灼热感，可以按摩孩子的内关穴（位于前臂掌侧，当曲泽与大陵的连线上，腕横纹上 2 寸，掌长肌腱与桡侧腕屈肌腱之间），内关穴属于厥阴心包经，能促进安神入眠，还能止晕、止吐，改善胸闷不舒；如果是心理因素导致的失眠，可以按摩神门穴（位于腕部，腕掌侧横纹尺侧端，尺侧腕屈肌腱的桡侧凹陷处），它是手少阴心经穴道，能治疗心神不安，怔忡不宁，夜卧难安，经常按压此穴能治疗失眠、紧张、烦躁、惊悸等，连续按压一段时间症状即可得到缓解。中医在治疗失眠时通常会辨证施治，针对诱因进行改善，疗效显著。有时候影响睡眠的因素解决了，不用药就能提升孩子的睡眠质量。

中医将小儿失眠分为以下四种证型，不同的证型所用的药方也是不同的。

◈ 心脾血虚型

此类型失眠的患儿多面色苍白、唇无华，易心悸、健忘、多梦、浅眠，脉象多细数，舌色淡红。治疗时应当采用补心脾气血之法。常用方剂是归脾汤或养心汤加减。

◈ 肝肾阴虚型

此类型失眠的患儿热象显著，如经常口渴、咽干、午后发热等，偶尔会出现眩晕、腰酸、视力衰退等。此类患儿不易入睡，而且易醒，治疗时应当从滋阴养血入手。常用中药方剂是知柏地黄丸加减，既能补阴清热，又能让心肾相交，促进入眠。

◈ 肠胃食积型

此类失眠的患儿多喜食肉类，或存在消化不良、食积等问题，此类患儿夜间经常哭闹，脘腹不舒、胀闷、口臭、排便不畅等，有时候会腹泻，舌象多暗红，伴随着苔腻，治疗时应当以舒畅气机、导积滞为主。常用中药方剂是加味平胃散加减。

◈ 肝气郁结型

此类失眠主要发生在肝气不顺的小孩身上，易发脾气、哭闹、缺乏安全感，偶尔会出现胸闷、呕酸、腹胀感，舌象多呈暗红色、脉弦，治疗时应当选择疏肝理气之法。常用方剂是柴胡疏肝汤加甘麦大枣汤加减。

除了对症用药、按摩之外，家长还要注意：临睡前避免让孩子做太过激烈的运动，防止交感神经过于兴奋，晚上 9：00 之后避免进食，晚餐尽量不要吃油腻之品，只有胃肠道的消化机能正常，才可以拥有最佳的睡眠质量。

 # 小儿长针眼，内服外敷红肿消

针眼是眼科疾病中的常见症状之一，主要为内热外毒攻窜上炎导致的，主要特点为：眼睑近睑缘部生小疖肿，局部红肿疼痛起硬结，易溃脓，此病的发生和季节、气候、年龄、性别没有关系，有时单眼发病，有时双眼发病。

针眼发炎期红肿明显时可以通过热敷的方法帮助组织液吸收，进而缩短红肿的时间。有的家长会提到，冰敷不是止痛的有效方法吗？冰敷的确能暂时止痛，但并不利于消肿。如果红肿处已经化脓，不能自行挤出，因为抵抗力差的患儿很容易在挤出的过程出现二次感染，加重病情，导致感染范围蔓延。

热敷的具体操作：取干净的毛巾浸泡到 36℃ 的温水中，闭上眼睛，热敷，每天敷三四次，每次敷 15 分钟，能够促进血管扩张，帮助吸收。同时注意让患儿多喝水，确保充足的睡眠，多让孩子吃新鲜果蔬，禁止孩子吃油炸类和甜腻类食品，注意多休息，坚持调养一段时间针眼就会痊愈。

处在感染期的患儿最好不要吃发物，如海鲜、鸭肉、花生、芒果、猪耳朵、巧克力等，也不宜吃辛辣刺激之品，如胡椒、辣椒，防止发炎。饮食尽量清淡一些，可以多吃些绿豆、冬瓜、西瓜等，利于清热消炎。

中医认为，多数针眼都属"血热"的范畴，用一些清热凉血的中药即可改善红肿疼痛，不过少数患者出现的是反复感染，或病情拖延已久，此时不仅要清热凉血，还要加重一些补气药，如黄芩、党参，因为气不足易导致反复感染，一旦感染就会久病不愈，此时一味地吃清凉之品也难看出病情的恢复。所以，即使是同一种病症，发生在不同的人身上治疗的方法也是不同的。

下面为家长们介绍几个能够治疗小儿针眼的常用方：

◈ 清茶油膏

具体做法：取生清油、茶叶末各适量；用等量生清油和茶叶末调和成糊膏，装到磁罐内备用，挑清油膏涂在纱布上，贴到眼睑病灶处，热敷，每天 3 次，每次 20 分钟。

此方有清热解毒，消肿止痛，生肌之功。适合外感风热，毒邪凝聚，或脾胃蕴积热毒，或脾虚气弱，眼睑气血瘀滞。

◈ 止痛消肿茶

具体做法：取紫花地丁和金银花各 30 克，夏枯草、生甘草各 10 克，将上述药材放入干净的容器内，倒入 1000 毫升清水浸泡 15 分钟，开大火煮沸后转成小火继续煮 10 分钟即可。

1 岁以上、3 岁以下的患儿减半，适合针眼红肿热痛时，有消肿之功。

 # 小儿缺铁性贫血，用药膳来补

小儿缺铁性贫血是婴幼儿时期最常见的贫血，主要为体内铁缺乏，导致血红蛋白合成减少而引发的小细胞低色素性贫血。临床上除了会贫血，还可能会由于缺铁而降低多种含铁酶的生物活性，进而影响到正常的细胞代谢过程，导致机体出现消化道功能紊乱、循环功能障碍、免疫力下降、精神神经症状、皮肤黏膜病变等。

两个月前，有位家长带着一个5岁大的女孩儿来诊所看病，孩子只是有点消化不良，没什么大碍。但是给孩子看病的过程中我发现孩子的皮肤苍白，口唇色淡，头发干枯，于是问孩子的妈妈："姑娘是不是贫血啊？"

孩子的妈妈连连点头，说之前给孩子开了些补铁剂补血，但是孩子每次服完补铁剂之后就会拉肚子。补铁剂的确容易引起胃肠不适，并且大量、长期服用补铁剂不仅不能从根本上改善贫血，还会影响到人体吸收锌的过程，导致缺锌。孩子最好小剂量补铁，更容易吸收，而且不会产生不良反应。给孩子补铁的时候最好采用食疗补铁之法，虽然速度比较慢，但效果是非常不错的，没有毒副作用。

从中医的角度上说，儿童缺铁性贫血为血虚证，主要为喂养不当、病后失调，表现出脾胃虚弱或心脾两虚引发的。治疗小儿贫血首先要做的就是健脾，因为脾的吸收作用关系着疗效的好坏。

提醒家长们注意，千万不能孩子一出现贫血就给孩子用补血药，因为补血药大都为滋腻之品，易损伤脾气，致使运化失常，无法生血，到最后不仅没能改善贫血，反而加重贫血。我嘱咐那位妈妈回去之后给孩子做以下几道补血药膳：

◈ 菠菜猪肝汤

具体做法：猪肝、菠菜各50克，植物油10克，精盐2克，葱末、姜末各5克，料酒3克。将猪肝洗净之后切成3毫米厚、2厘米宽、3厘米长的片状，放到碗中，调入少量料酒、精盐、水拌腌一会儿；菠菜洗净之后切成小段；炒锅置于大火上，倒入适量植物油烧热，放入葱、姜末爆香，放入菠菜、盐，炒拌均匀后倒入适量清水烧沸，将碗中肝片连水一通下锅；烧沸后撇掉上面的浮沫，盛出菠菜，又沸2分钟后倒入碗中即可。

此药膳有补血养肝，清热和中之功。此汤肝嫩菜鲜，富含动物蛋白质、维生素A、维生素D、维生素B_{12}、维生素C、叶酸、钙、锌、铁、碘等营养物质。

◈ 猪肝瘦弱粥

具体做法：取鲜猪肝、瘦猪肉、大米各50克，油15毫升，盐少量。将猪肝、瘦肉洗净后剁碎，调入适量盐、油搅拌均匀；大米淘洗干净后放到锅里，倒入适量清水，熬煮到粥将熟时，放入拌好的猪肝和瘦弱，继续煮至肉熟即可。每天1剂，或隔天1剂，一次或两次吃完。

猪肝和猪瘦肉中含有大量易被人体吸收的血红素铁，并且富含动物蛋白，易被人体吸收，为缺铁性贫血患儿的美食。动物性食品中铁的吸收率比较高，为10%～20%。

◈ 党参莲子粥

具体做法：取党参15克，红枣20克，莲子、大米各30克；将党参切成片状；红枣洗净后去掉核；莲子打碎；之后把粳米淘洗干净，和党参、红枣、莲子一同放到锅内，倒入适量清水，熬煮至米熟即可。婴幼儿吃粥浆，儿童喝粥吃枣，每天1剂，分成2次吃完，直到贫血症状痊愈。

党参为益气补脾之佳品；红枣能补脾益气，改善血虚萎黄，其所含的多糖成分可以促进造血机能，能健脾益血，养血补虚，非常适合缺铁性贫血、大细胞性贫血、病后体质虚弱等症。

除此之外，大豆、鸡蛋、麦芽、木耳、紫菜、海带等富含铁、蛋白质、维生素的食物也应适当让孩子多吃一些。

从根本上说，缺铁性贫血是营养吸收不均衡导致的，所以想要彻底解决问题，应当从饮食上入手，坚持下去即可看到成效，不能嫌麻烦，坚持为孩子调理，合理膳食。

连续调养一个月之后，那位家长打电话给我，说孩子不仅气色比以前好多了，到医院检查红细胞的数量也增加了不少。

不过提醒家长们注意一点，天然的食品对人体的补益是循序渐进的，短期之内看不出什么效果，但是长期坚持，一定能看到贫血症状在逐渐得到改善。

研究表明，植物性食品铁的吸收率比较低，但是若将肉食加入植物性食品里面一起食用，即可促进植物食品里面的非血红素铁的吸收。在给孩子吃猪肝、瘦肉等补铁的同时，让孩子多吃些新鲜的果蔬，能够促进动物性食品里面铁的吸收。

此外，缺铁性贫血除了还可能和核黄素缺乏有关，补铁的时候还应当为孩子补充核黄素。研究表明，儿童缺铁性贫血还和幽门螺杆菌感染有一定的关系，这种菌是慢性胃炎、消化性溃疡的主要病因，家长在怀疑孩子出现的是贫血时应当先带孩子去医院做检查，如果确定为幽门螺旋杆菌感染有关，应当先治病，防止影响到铁的正常吸收。

除了缺铁性贫血之外，贫血的诱因还有很多，所以家长怀疑孩子贫血时应当先带着孩子到医院做检查，防止延误最佳的治疗时机。

 # 小儿磨牙，补好锌才能安眠

小儿磨牙是由于咀嚼肌持续收缩引起的，咀嚼肌运动受三叉神经支配，因此，凡是会影响到三叉神经和咀嚼肌的因素都可能会导致睡觉的时候磨牙。

楼下的周老师退休两年了，退休之后没事就在家做做饭，带带孩子，去年孩子上学了，周老师没事的时候就到诊所找我。前一阵周老师突然发现自己的小孙女晚上睡觉的时候总是"嘎吱嘎吱"地磨牙，我让周老师找个周六日带孩子去医院查一下大便和血钙。周日一大早，周老师就拿着化验单带着小孙女来到诊所，我看了一下化验单，大便检查中没发现蛔虫卵，所以可以排除蛔虫病；血钙检查结果显示血总钙和游离钙都正常，说明孩子也不缺钙，那究竟是什么导致的磨牙呢？

我让孩子咬了一下牙齿，发现上下牙接触的时候咬合面平整，说明牙齿的发育没问题，之后我问周老师孩子晚上临睡前有没有吃东西的习惯，或者睡前过度玩耍、精神紧张等，周老师摇了摇头。我看孩子的面色不是很好，头发稀疏，又问周老师，孩子是不是偏食厌食？这回周老师点了点头。

儿童夜间磨牙可能和以下因素有关：肠道寄生虫、牙齿生长发育不良、精神紧张、消化道疾病、营养不良。我对周老师说，孩子出现的磨牙很可能是营养不良导致的。现在有很多孩子偏食挑食，致使身体中的钙、磷、维生素、微量元素缺乏、导致夜间面部咀嚼肌不由自主收缩，牙齿就会来回磨动。

研究表示，儿童夜间磨牙除了和缺钙有关，还和缺锌、缺乏维生素B有关。锌为人体中很多重要的酶的组成成分，能促进生长发育，特别是和记忆力有着密切的关系。孩子缺锌之后会有以下表现：头发稀黄、食欲下降、生长发育迟缓、免疫力下降，青春期缺锌会导致性成熟障碍。临床上治疗缺锌而致的小儿磨牙时，通常是补充锌剂2~4个星期，磨牙现象就会消失。

儿科临床锌剂很多，但是部分小儿对锌剂的吸收状况并不好，家长在给孩子服用锌剂的时候还应当注意给孩子吃些锌含量高的食品。我给周老师推荐了苹果蜂蜜膏，嘱咐她回去之后给孩子做来吃，能够辅助治疗孩子的磨牙症状。

苹果蜂蜜膏的具体做法：取鲜苹果 500 克，切碎之后捣烂，绞汁，放入锅中熬成稠膏，调和适量的蜂蜜，每次吃 1 匙，用温开水送服。

从中医的角度上说，儿童夜间磨牙为胃经有热，就是说为上火导致的，所以治疗时应当从清热去火、健脾化积着手。此方之中的苹果味甘酸，性平，有生津止渴、益脾、和胃降逆之功。现代研究表明，苹果能促进消化系统健康，苹果中富含磷、铁等元素，容易被肠壁吸收，有补脑养血、宁心安眠等功效；苹果中所含的锌元素有增强记忆力、健脑益智之功。

蜂蜜是天然的滋补品，含有多种对人体健康有益的微量元素和果糖、葡萄糖、淀粉酶、氧化酶、还原酶等，有滋养润燥、止咳、解毒养颜、润肠通便之功。此外，蜂蜜还有杀菌之功，经常吃蜂蜜能杀灭口腔中的细菌，进而达到消毒的目的。

除了嘱咐周老师每天给孩子做苹果蜂蜜膏吃以外，我还让她多给孩子吃以下富含锌的食物：牡蛎、鱼类、瘦肉、猪肝、豆类、坚果类等。

如果孩子的脾胃功能不好，家长应当注意先调养好孩子的脾胃，脾胃的吸收功能好了，才能有效吸收食物中的微量元素。

 # 小儿红眼病，熬一碗明目粥

红眼病又名急性结膜炎，是细菌或病毒感染诱发的，易在春夏季节发病，主要通过接触传染。孩子的自身抵抗力比较差，所以很容易感染此病。

鹏鹏今年6岁了，前段时间患了红眼病，班上的小朋友都离鹏鹏远远的，因为很多家长都告诉过孩子红眼病是传染的，谁要是看了红眼病患者的眼睛就会染上这种病，老师也让鹏鹏的妈妈把鹏鹏接回去治疗。

我看了看鹏鹏的双眼，有些红肿，眼角残留着黄色分泌物。鹏鹏的手总是揉眼睛，我问他为什么总是想揉眼，他的嘴里蹦出一个字"痒"。鹏鹏的妈妈告诉我，鹏鹏因为眼睛不舒服整天哭闹，后来妈妈给鹏鹏滴过氧氟沙星滴眼液，但是没什么效果，问我有没有什么办法帮孩子解决痛苦。

照理来说眼药直达病灶，效果应该是不错的，之所以在鹏鹏的身上看不出效果，很可能是眼药没有滴进去，或者用药之前没有处理好眼部卫生。于是我对鹏鹏的妈妈说，给孩子涂眼药前要先将眼睛分泌物擦拭干净，给孩子滴眼液的时候注意滴到孩子的内眼角中。让孩子轻轻地闭上眼睛，把药水滴在孩子的内眼角，等到孩子睁开眼的时候，药水就会流入眼睛内。

之后我又给鹏鹏的妈妈推荐了个辅助治疗小儿红眼病的药膳——明目粥。具体做法：取白菊花、枸杞子各10克，决明子10~15克，粳米50克，冰糖适量。将白菊花、枸杞子、决明子一同放到砂锅内，倒入适量清水，煎煮半小时，过滤留汁，在药汁中加入适量清水，放入粳米熬煮至熟，调入适量冰糖继续煮一会儿即可。

《本草纲目》记载，决明子有除风散热之功，流泪眼痛多为风热内淫，血不上行导致的，可用此方驱除内邪。现代药理学研究表明，决明子里面的有效成分能调节免疫、抑菌、明目等。白菊花可以抑制肝脏里面胆固醇的合成，加速胆固醇的分解、代谢，有抗炎解热之功；枸杞子里面的枸杞多糖有保肝作用，可以促进蛋白质的合成、分解，恢复肝细胞功能，促进肝细胞再生，从中医的角度上说，肝主目，所以对肝脏有益的对眼睛也有益处。三种有益肝脏和眼睛的材料和粳米同煮，有疏风清热、明目平肝之功，能辅助治疗急性结膜炎。

鹏鹏的妈妈回去之后按照我的嘱咐给鹏鹏涂眼药，而且每天给他熬明目粥喝，连续调养1个星期之后，鹏鹏的红眼病就痊愈了。

之所以有人说看了红眼病患者的眼睛就会变成红眼，是因为红眼病的传染性非常强，健康的眼睛一旦接触到患者的眼屎或眼泪污染过的东西，如脸盆、玩具、手绢等，就会被感染上，而且会在几个小时后或1~2天内发病。孩子生性好动，稍不注意就会传染给其他小朋友或家庭成员，因此，加强预防比治疗更重要。家长尽量少带孩子到人多的地方，患病之后要进行适当的隔离，患儿用过的东西要消毒，同时保持好孩子的眼部卫生，及早治疗，防止病情继续发展。

病毒性角膜炎，用蒲公英水熏蒸

病毒性角膜炎是一种受病毒感染引起的炎症，角膜浅层分布着丰富的三叉神经末梢，所以此病经常会有显著的刺激症状，病情表现出畏光、流泪、酸痛等。角膜原本应该是通透的，但是患病之后透明度会发生改变，患者经常会说自己视物模糊。此病通常沿着三叉神经发病，病变处侵犯较深，感觉减退，不过由于炎症刺激角膜病变的邻近组织，所以刺激症状比较明显。此病的病程较长，并且愈后易复发，经常会伴随着葡萄膜反应，甚至出现虹膜睫状体炎、前房积脓、继发青光眼等，为临床上常见的致盲眼病之一。

几个月前有位女士带着个七八岁大的孩子来诊所看病，那位女士告诉我，前一阵子儿子突然有些发热，后来眼睛也发炎了，开始是一只眼睛周围发红，之后两只眼都红，仔细观察发现眼睑上长出了针尖大小的透明疱疹，当时就带着儿子去了医院，医生诊断为病毒性角膜炎，虽然用了消炎的眼药和头孢，但是这都半个月了，孩子的眼睛却丝毫没有好转，而且下眼睑和白眼球上还能隐约看到小水泡。后经人介绍找到我。

我仔细检查了一下孩子的眼睛，的确是单纯疱疹病毒性角膜炎。临床上治疗此病的多是针对单纯疱疹病毒 DNA 聚合酶的核苷类衍生物，长期使用易引起病毒耐药性和角膜上皮毒性，治疗效果不是很好。我给那位妈妈推荐了一个既没有毒副作用，效果又不错的中药方——蒲公英水熏蒸。

具体做法：取蒲公英 10 克，洗净之后放入锅中，倒入适量清水煎汁，之后用其汁熏洗患处，每天 3 次，每次坚持 5 分钟，通常连续熏洗 2 个星期即可痊愈。

病毒性角膜炎的病因和发病机制主要为内有蕴热或阴虚，腠理不固，风热毒邪乘虚而入，郁久化热，上犯于目导致的。而蒲公英有清热解毒、利尿散结、抑菌、抗病毒之功。不仅能直接灭活病毒或诱生干扰素，还可以调整免疫系统，提升机体免疫功能。

现代研究表明，蒲公英中含有胡萝卜素类、三萜类、植物甾醇类、倍半萜内酯类、香豆素类、黄酮类、酚酸类，有非常不错的抗病毒之功。不过蒲公英的抗病毒机理与阿昔洛韦滴眼液不同，临床上对阿昔洛韦产生耐药性的时候对蒲公英仍然能保持敏感，进而提升抗疱疹病毒的作用。此外，蒲公英还可以止痛、消肿、活血化瘀，能在短时间内消除角膜充血、水肿，减轻感染的炎症反应。

那位女士回去之后如法操作，连续用 10 天之后，孩子的病毒性角膜炎就痊愈了。除了病毒之外，细菌、过敏、外伤等也都会引起角膜炎。病毒性角膜炎是病毒引起的一种眼病，单纯疱疹病毒是一种常见的病毒，传染性很强，它能通过泪液、鼻涕、大便等污染物感染，一旦进入人体，多会在神经组织中潜伏，平时不会导致不适，但是遇到小儿发烧、外伤、劳累等抵抗力下降的时候，病毒就会在身体中迅速繁殖，等到它扩散到角膜组织的时候就会表现出病毒性角膜炎，因此，此病重在预防。平时一定要让孩子养成良好的卫生习惯，孩子揉眼的时候要进行阻止。孩子用的手帕应当保持清洁，平时多让孩子做些运动，以提升孩子的抗病能力。

小儿中耳炎，黄连滴耳就能治

中耳炎特别是急性化脓性中耳炎多出现在儿童身上，临床表现包括：耳区胀痛、耳内闷胀感或堵塞感、听力下降、耳鸣，有的时候头位变动会觉得听力有所改善。儿童患此病之后经常会有如下表现：听话迟钝、注意力下降，并伴随着发热、头痛、乏力、食欲减退等全身症状，一旦鼓膜穿孔，会看到有脓液由耳内流出，这个时候肿胀症状就会得到减轻。此病多发生在感冒、扁桃体炎、急性传染病时，有时候在不知不觉中发生，急性化脓性中耳炎急性期如果没能及时治疗或治疗不当，转变成慢性中耳炎后不但会导致听力下降，甚至会诱发严重的并发症。儿童的咽鼓管短而平直，细菌易入侵中耳，诱发中耳黏膜和鼓膜的急性化脓性炎症。

我认识一个朋友，40岁以前是个女强人，不愿意要小孩儿，但是随着年龄的增大，慢慢地认识到了孩子对于一个家庭的重要性，在41岁那年生了个健康的宝宝。但是宝宝出生之后，家里增添了快乐的同时也增添了担忧，稍不留神孩子就会生病。

就在宝宝刚满一周岁的时候，突然发烧，烧退了以后，宝宝还是表现得烦躁不安，经常哭闹、摇头，还不时地用手够着自己的小耳朵，睡不好吃不好的。到医院一检查，发现得的是化脓性中耳炎，用抗生素连续治疗1个星期之后，症状虽然得到了减轻，可是孩子仍然不肯吃奶，后来就想到我是中医，不如带着孩子看看中医。

我仔细检查了一下宝宝的耳朵，发现炎症已经得到了缓解，不过由于病情尚未痊愈，孩子吃奶吮吸和吞咽的时候耳朵还会痛，因此才不愿意吃奶。

我给朋友推荐了个简单的中药方——黄连汁滴耳，黄连非常苦，可却不能否定它是味好药，具体做法：取黄连20克煎浓汁，外滴在孩子耳朵上的患处，每天滴3次，10天为1疗程。

化脓性中耳炎多为溶血性链球菌、金黄色葡萄球菌、肺炎双球菌、变形杆菌等致病菌导致的。黄连的主要成分是小檗碱，它是一种生物碱，对上述致病菌都有抑制之功，能加强身体中的白细胞的吞噬之功，有非常好的利胆、扩张末梢血管、降压、解毒之功。

从中医的角度上说，化脓性中耳炎为肝胆湿热、肾阴不足、虚火上炎、热蒸耳道、络脉不通导致的耳内红肿，甚至溃烂化脓。而黄连性寒味苦，有清热燥湿、泻火解毒、清心经之火、清利肝胆湿热之功。

大概连续用此法3天之后，朋友就打电话告诉我说孩子的中耳炎已经基本痊愈，现在也能好好喝奶了。

很多时候，中耳炎的发生是感冒引起的，所以家长一定要注意预防小儿感冒。此外，孩子的抵抗力比较低，而且中耳构造尚未完善，家长们一定要注意日常的哺乳姿势，防止母乳留到耳腔之中诱发炎症。而且小儿平躺卧啼哭的时候眼泪很容易进入到耳道内，洗澡的时候污水容易进入到耳道内，睡觉的时候异物容易进入到耳道内，给孩子掏耳朵的时候易损伤孩子的外耳道黏膜或鼓膜等，均可能导致耳朵感染。小儿出牙期经常会表现出低热、抵抗力下降等，家长一定要注意做好小儿护理工作。

已经确诊孩子患上了化脓性中耳炎，家长一定要及时带着孩子到医院就诊，防止迁延成慢性病，久而久之甚至致聋。

小儿咽喉痛,就吃冰糖煮草莓

几年前的春天,我到一个远房亲戚家拜访,亲戚家有个7岁的小男孩儿,名叫陆路,之前见过几次,孩子很是活泼好动,而且爱说话,但这一次我却发现孩子非常沉闷,对谁都是爱答不理的。后来从亲戚的口中得知,孩子这几天嗓子不舒服,喉咙痛,所以不爱说话。

小儿咽喉痛是常见症状,多给孩子喝点水,过几天就没事儿了。但是亲戚告诉我说,陆路咽喉痛一个星期了,从最开始痛的时候就给他吃消炎药,但是陆路吃过消炎药后头晕,之后带着陆路去看中医,可中药的苦水陆路一喝就会呕吐不止,现在都不知道该怎么办才好了。考虑到陆路没有因为炎症而发烧、喉头水肿,我就给亲戚推荐了个治疗咽喉痛的食材——草莓。

当时草莓刚下来,亲戚家的后院就种了很多,我让亲戚摘来一盆草莓,用盐水洗净之后让孩子吃下。或是将草莓放入锅中,加入适量冰糖,倒入适量清水煮15分钟后服用,每天服2次。

导致高热、喉头水肿等严重症状,让孩子多喝点水,多吃一些富含维生素C的水果,有助于炎症的消除和抑制病情的发展。

草莓中富含维生素C,以及其他营养元素、果胶,对肠胃大有益处。所以用草莓治疗儿童咽喉痛,不仅有助于炎症的消除,也不会损伤肠胃,还非常迎合小朋友的口味。三四天之后,亲戚打电话告诉我说这种方法真的管用,陆路的咽喉痛已经消失了。

在治疗小儿咽喉炎时,最好不要用寒凉性质的药物或食物,因为它们容易损伤孩子的脾胃,诱发腹泻、呕吐、食欲下降,而且寒凉之品易伤肺气,经常是咽喉痛症状虽然痊愈,但是又出现了咳嗽。

只要孩子的咽喉痛症状不是很严重，家长就不宜给孩子用药，尤其是抗生素，而应当让孩子多喝水，补充维生素 C，虽然这种方法的见效速度不如抗生素快，但是最适合人体，并且安全、无毒副作用，还能够提升患儿的抗病能力。